Nutzen und Risiken von Corona-Maßnahmen

Erkenntnisse aus der Wissenschaft

Günter Kampf

Impressum

Bibliografische Information der Deutschen Nationalbibliothek:
Die Deutsche Nationalbibliothek verzeichnet diese Publikation in der Deutschen Nationalbibliografie; detaillierte bibliografische Daten sind im Internet über http://dnb.dnb.de abrufbar.
© 2020 Günter Kampf
Lektorat: Sabine Thies

Herstellung und Verlag: BoD – Books on Demand, Norderstedt
ISBN: 978-3-7519-5042-8

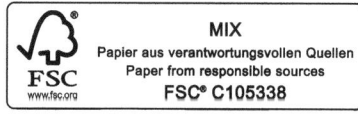

VORWORT

Die Coronavirus-Pandemie ist für Menschen und Medien seit Wochen das bestimmende Thema. Es nimmt den Hauptteil der Nachrichten ein, und es gibt im öffentlich-rechtlichen Fernsehen fast keine Talk-Show ohne Bezug zum Coronavirus. Wenn man mit Familienmitgliedern, Freunden, Bekannten oder Menschen auf der Straße ins Gespräch kommt, dreht es sich meist sehr schnell um die „Corona-Krise". Wie steht man zu den staatlich angeordneten Maßnahmen und ihren schrittweisen Lockerungen? Wie gravierend ist das Infektionsgeschehen? Jeder wird dazu inzwischen seinen eigenen Standpunkt gefunden haben und in Diskussionen mit Überzeugung vertreten können. Wie stark belastet es die Familie mit home office und home schooling, selbst wenn inzwischen Spielplätze wieder geöffnet sind? Wie stark belastet es den Arbeitgeber, wenn auf einmal „strikte Hygiene-Auflagen" erarbeitet und später umgesetzt werden sollen? Und was machen solche Auflagen mit den Mitarbeitern? Sind sie dankbar, dass der Arbeitgeber seiner Fürsorgepflicht so vorbildlich nachkommt oder finden sie manche Maßnahmen völlig überzogen? Was macht die eigene Seele aus den Bildern, die in der Öffentlichkeit zu sehen sind, wenn viele Menschen eine Mund-Nasen-Bedeckung tragen, großen Abstand halten und sich am liebsten ganz aus dem Weg gehen wollen?

Ich bin einer von sehr vielen Menschen, die ihr aktuelles Umfeld aufmerksam beobachten und versuchen zu verstehen, was momentan passiert. Das fällt mir nicht immer leicht, wenn ich beispielsweise von Beschlüssen einiger Politiker höre, deren Sinnhaftigkeit ich aus fachlichen Gründen zunächst in Zweifel ziehen würde. Ich wundere mich immer wieder darüber, dass es insbesondere zu den angeordneten Maßnahmen keine fachlich kontroversen Debatten im Fernsehen zu geben scheint. Ich habe mir oftmals gewünscht, dass sich die Experten wie Virologen, Epidemiologen, Soziologen oder Hygieniker mit ganz unterschiedlichen Standpunkten zu einer Fragestellung gegenseitig ihre guten und begründeten Argumente „um die Ohren hauen" und der Zuschauer sich selber ein Bild davon machen kann, welches der Argumente mehr überzeugt. Doch eine solche öffentliche Debatte konnte ich bislang nicht erleben.

Deshalb habe ich versucht, mir ein eigenes fachliches Bild von verschiedenen wichtigen Aspekten zu verschaffen. Von welchen Quellen wird das Virus übertragen? Welche Rolle spielen dabei die Menschen, die zwar das Virus tragen, aber keine Symptome aufweisen? Welches sind wichtige Übertragungswege, welches sind vernachlässigbare Übertragungswege? Welche der Maßnahmen lassen tatsächlich einen relevanten Gesundheitsnutzen erwarten, d.h. das Vermeiden einer Übertragung bzw. neuen Infektion? Kann es ein Null-Risiko überhaupt geben, und ist das als Ziel sinnvoll? Und wer sollte darüber entscheiden, welches Gesundheits- bzw. Infektionsrisiko für einen Bürger akzeptabel ist? Das sind einige der Fragen, die ich versuchen werde, in diesem Buch zu beantworten. Es wird keine abschließende Bewertung sein können, aber vielleicht trägt es dazu bei, bei der Bewertung von Maßnahmen eine sachlichere Diskussion zu führen, bei der ein zu erwartender Nutzen mit den jeweiligen Risiken abgeglichen werden sollte.

Einige Lebensbereiche wie Schulen oder Pflegeheime sind nicht explizit betrachtet, obwohl es das sicherlich wert gewesen wäre. Vielleicht helfen hier einige Bewertungen, die ich im Zusammenhang mit Friseursalons, dem Einzelhandel und der Gastronomie beschrieben habe.

Insgesamt bleibt bei mir dennoch gelegentlich ein mulmiges Gefühl zurück, wenn ich an die Veröffentlichung dieser Inhalte denke. Denn die Diskussionskultur in Deutschland scheint sich verändert zu haben. Eine vor kurzem durchgeführte Umfrage unter 178 Medizinern und Wissenschaftlern auf den Fachgebieten der Virologie, Mikrobiologie, Hygiene, Tropenmedizin, Immunologie, Inneren Medizin und Intensivmedizin zeigte, dass ein Drittel von ihnen die freie Meinungsäußerung in der Wissenschaft bedroht sieht. Professor Schindler von der Universität Tübingen, einer der Initiatoren der Umfrage, sagt dazu: „Ein aus unserer Sicht bedenkliches Ergebnis. Wenn sich ein Drittel der Fachkolleginnen und Kollegen in ihrer freien Meinungsäußerung bedroht sieht, sollten wir unsere Diskussionskultur grundsätzlich hinterfragen." [1]. Umso mehr hoffe ich und wünsche mir, dass die sachliche Auseinandersetzung zu einzelnen Fragen fachlich, respektvoll und ohne politische oder ideologische Bandagen bleibt.

II

Abschließend bitte ich alle Leser, zwei Hinweise zu beachten. Aus Gründen der besseren Lesbarkeit wird im Folgenden auf die gleichzeitige Verwendung weiblicher und männlicher Sprachformen verzichtet. Sämtliche Personenbezeichnungen gelten gleichermaßen für alle Geschlechter. Der zweite Hinweis betrifft die Aktualität der hier dargestellten Informationen, denn die Entwicklung neuer wissenschaftlicher Erkenntnisse in guten Fachzeitschriften ist bei diesem Thema rasant. Täglich kommen neue Veröffentlichungen hinzu. Die hier ausführlicher dargestellten Studienergebnisse habe ich mit größter Sorgfalt zusammengetragen und ich hoffe, bis zum Abschluss des Manuskripts keine wesentlichen Erkenntnisse übersehen zu haben. Doch das ist bei der Fülle an Informationen kaum möglich. Und es kann gut sein, dass schon kurze Zeit später neue wichtige Erkenntnisse hinzukommen, die nicht im Einklang mit hier beschriebenen Ergebnissen stehen. Sie halten also eine Momentaufnahme in den Händen, die Ihnen hoffentlich eine wertvolle Informationsquelle ist, um sich hinsichtlich der Bewertung von Übertragungsrisiken und Präventionsmaßnahmen ein eigenes fundierteres Urteil bilden zu können.

INHALTSVERZEICHNIS

IV

1. EINLEITUNG

In der aktuellen Coronavirus-Pandemie sind manche Einschränkungen für viele Menschen schwer zu ertragen. Das betrifft vor allem die starken Einschränkungen der persönlichen Begegnung mit Familienangehörigen wie der betagten, eventuell dementen Mutter im Pflegeheim oder mit guten Freunden. Für viele Menschen sind die Einsamkeit und das fehlende Umarmen und Berühren eine immer stärkere emotionale Belastung. Viele der vom Bürger erlebten Einschränkungen werden von Behörden wie dem Robert Koch-Institut (RKI) oder Virologen empfohlen, teilweise werden sie zusätzlich auf politischer Ebene beschlossen (Bundes- oder Landesebene) und sind in der Folge von den Bürgern umzusetzen. Wer die Umsetzung absichtlich oder unabsichtlich missachtet, kann mit einem Bußgeld bestraft werden [2], im Lebensmittelladen mit einem Hausverbot versehen oder im Nahverkehr zum Verlassen des Zuges oder Busses aufgefordert werden. Teilweise werden die Maßnahmen von Einzelhändlern ohne amtliche Vorgabe implementiert, vermutlich um den Kunden ein sicheres Gefühl zu geben.

Die Kernfrage lautet jedoch: *Wie viele Übertragungen lassen sich durch die jeweilige Maßnahme tatsächlich vermeiden, und welche Risiken sind möglicherweise mit der Maßnahme assoziiert?*

Die wissenschaftliche Nutzen-Risiko-Bewertung ist ein übliches Verfahren zur Bewertung von Arzneimitteln. Dabei hat man zunächst einen Nutzen wissenschaftlich zu belegen, der mit den ebenfalls wissenschaftlich beschriebenen Risiken in einem vertretbaren Verhältnis zu stehen hat. Eine derartige vergleichende Bewertung wurde 2016 in den USA beschrieben, wo es bis dahin üblich war, antimikrobielle Seifen in Haushalten zu verwenden [3]. Zahlreiche Wirkstoffe wie beispielsweise Triclosan, ein Abkömmling des Phenols, waren für Seifen im Haushalt von der Zulassungsbehörde FDA als grundsätzlich wirksam und sicher eingestuft. Insbesondere zu Triclosan häuften sich die Erkenntnisse, dass die Substanz in der Umwelt schwer abbaubar ist und sogar Antibiotikaresistenzen auslösen kann. Deshalb forderte die Zulassungsbehörde von den Herstellern, den Nutzen des Wirkstoffs in Flüssigseifen nachzuweisen. Dieser Nutzen kann einerseits im Reagenzglas nachgewiesen werden, in dem das Ausmaß der Abtötung von Bakterienzellen in einer definierten Einwirkzeit bestimmt wird (antimikrobielle Wirkung). Die Behörde verlangte jedoch, dass ein Gesundheitsnutzen für den Anwender nachgewiesen sein muss, d.h. dass bei Anwendung einer Triclosan-haltigen Seife zum Waschen der Hände weniger Infektionen auftreten im Vergleich zum Waschen der Hände mit einfacher Seife. Dieser Gesundheitsnutzen konnte jedoch von keinem Hersteller glaubhaft belegt werden. Gleichzeitig zeigten sich immer mehr mögliche Risiken von Triclosan. Deshalb forderte die Behörde zur Beurteilung der Sicherheit der Anwender bei dauerhafter Nutzung deutlich mehr Daten für die Wirkstoffe, um das Risiko für Krebsentstehung, hormonelle Effekte, Resistenzbildung gegenüber Antibiotika und ihre möglichen Auswirkungen auf die Fortpflanzungsfähigkeit besser bewerten zu können [4]. Die gesamthafte Betrachtung führte zu der Erkenntnis, dass es für Triclosan und die anderen Substanzen in Flüssigseifen keinen nachgewiesenen gesundheitlichen Nutzen gab, dafür aber einige relevante Risiken, so dass seitdem insgesamt 19 Substanzen nicht mehr in Flüssigseifen angewendet werden dürfen [4]. In der Wissenschaft wurde diese Entscheidung ausdrücklich begrüßt, insbesondere wegen der mit Triclosan immer häufiger assoziierten Antibiotikaresistenzen [5].

In einem Bund-Länder-Gespräch am 17. April 2020 wurde als Maßgabe der Entscheidungen mitgeteilt, dass „in dieser schwierigen Situation der Schutz der Gesundheit der Menschen Vorrang haben muss" [6]. Bundesfinanzminister Olaf Scholz warf den Befeuerern der Debatte um Lockerungen Zynismus vor. Die Maßnahmen gäbe es, um Leben zu retten. Es sei aus seiner Sicht zynisch, darüber zu diskutieren, dass gesundheitliche Fragen hinten anstehen und wirtschaftliche Fragen vorangehen sollten, sagte er im *Bericht aus Berlin* in der ARD [7]. Es mag diese Maßnahmen tatsächlich mit dem Ziel geben, Leben zu retten. Doch die umstrittene Frage bleibt, ob diese Maßnahmen aus wissenschaftlicher Sicht tatsächlich geeignet sind, Leben zu retten. Sollten einige der Maßnahmen nach heutiger Kenntnis wenig oder nicht geeignet sein, Leben zu retten, wäre es dann nicht zynisch, diese Maßnahmen weiterhin anzuordnen und ihre gesellschaftlichen und wirtschaftlichen Folgen einfach in Kauf zu nehmen?

Die Bedeutung öffentlicher Nachrichten und Bilder ist dabei nicht zu unterschätzen. So wurde im Radio aus dem Kieler Landtag berichtet, dass die Redner mit Mund-Nasen-Schutz an das Pult gingen und nach jedem Wortbeitrag die Fläche des Pults desinfiziert wurde. Für den Zuhörer ist die Botschaft, dass es eine Gefahr auf der Fläche des Pults zu geben scheint, die vom Vorredner ausgeht, obwohl dieser einen Mund-Nasen-Schutz getragen hat und die Fläche höchstens mit den Händen berührt wurde. Das sind Botschaften einer diffusen Gefahr, unabhängig davon, ob es sie gibt oder nicht bzw. wie groß diese Gefahr tatsächlich sein mag. Durch die hohe Dichte an Sendungen wird darüber hinaus beim Zuschauer dem Thema „Corona-Krise" eine alles bestimmende Bedeutung beigemessen und deshalb unabhängig von Fallzahlen und Todesfällen bei vielen Menschen eine deutlich überdurchschnittliche Bedrohungslage vermutet. So meint Prof. Dr. Michael Tsokos, Rechtsmediziner aus Berlin: „Die Pandemie-Kommunikation muss besonnener und beruhigender geführt werden. Sonst werden wir am Ende des Jahres eine Übersterblichkeit sehen, nicht durch Covid-Erkrankungen, sondern durch Suizid- und Alkohol-Tote." [8].

Im Lauf der letzten Wochen war für uns immer weniger zu verstehen, warum an einzelnen Maßnahmen festgehalten wird, obwohl die Fallzahlen stetig fallen oder warum im Rahmen der Lockerungen für Sportvereine, Friseure oder Gaststätten Auflagen an Hygiene-Konzepte gemacht werden, an deren gesundheitlichen Nutzen teilweise erhebliche Zweifel bestehen. Können COVID-19-Infektionen verhindert werden, wenn ein Ball nach der Verwendung beim Beachvolleyball desinfiziert wird? Ist eine Übertragung im Lebensmittelgeschäft weniger wahrscheinlich, wenn eine Mund-Nasen-Bedeckung getragen wird? Deshalb werden hier auf Basis aktueller wissenschaftlicher Erkenntnisse die wichtigsten Übertragungswege von SARS-CoV-2 beschrieben und einige Maßnahmen einer Nutzen-Risiko-Bewertung unterzogen, um besser bewerten zu können, wie wahrscheinlich ein gesundheitlicher Nutzen ist und welche Risiken mit der Maßnahme einhergehen.

2. DAS VIRUS

Der Name Coronavirus wurde 1968 eingeführt und leitet sich aus dem Lateinischen ab (corona = Kranz, Krone) [9]. Das Aussehen des Virus unter dem Elektronenmikroskop hat zur Namensgebung beigetragen. Die Fortsätze auf den kugelförmigen Hüllen erinnern an einen Strahlenkranz oder an eine Krone. Die Mehrzahl der beim Menschen vorkommenden Coronaviren hat ihren Ursprung im Tierreich, z. B. bei Fledermäusen [10]. So wurde die Herkunft des SARS-CoV-1 („severe acute respiratory syndrome coronavirus"; deutsch: schweres akutes Atemwegssyndrom) bei Zibetkatzen nachgewiesen und die des MERS-CoV bei Kamelen („middle east respiratory syndrome"; deutsch: mittlerer Osten Atemwegssyndrom) [10]. Bestimmte Coronavirus-Stämme führen seit Jahren in den Wintermonaten gehäuft zu Atemwegsinfektionen [11, 12]. Das SARS-CoV-2 könnte vom Pangolin auf den Menschen übertragen worden sein, auch wenn die tatsächliche Quelle des Virus noch immer ungeklärt ist [10]. Das SARS-CoV-2 zählt zu den behüllten einsträngigen RNA-Viren.

3. DIE COVID-19 PANDEMIE

Die ersten neuartigen schweren Atemweginfektionen, später bekannt als COVID-19, wurden Ende Dezember 2019 in verschiedenen Krankenhäusern in Wuhan in China entdeckt. Am 30. Dezember 2019 wurde das SARS-CoV-2 erstmals bei einem Patienten aus dem Bronchialraum nachgewiesen. Die Mehrzahl der ersten Verdachtsfälle wies das gemeinsame Merkmal auf, den örtlichen Markt für Meeresfrüchte besucht zu haben, der am 1. Januar 2020 geschlossen wurde. Von Wuhan aus hat es sich immer weiter in China ausgebreitet, um später auf allen Kontinenten der Welt zu Infektionen zu führen [10]. Eine retrospektive Studie deutet darauf hin, dass SARS-CoV-2 in Frankreich bereits Ende 2019 zu mindestens einer Infektion geführt hat, ohne dass der Patient einen Bezug zu China hatte [13]. Diese Entdeckung ist besonders interessant, da es bereits bei den Militärweltspielen im Oktober 2019 in Wuhan einige Fälle grippeähnlicher Infektionen unter den Teilnehmern aus Frankreich und Italien gab, deren Symptome rückblickend auf CO-VID-19 hindeuten [14].

COVID-19 gilt als Infektionskrankheit, von der die überwiegende Mehrzahl der Patienten mit leichten Symptomen innerhalb von ein bis zwei Wochen genesen [10]. Die infektiöse Dosis von SARS-CoV-2 ist nicht bekannt, d. h. man weiß nicht, wie viele Viren benötigt werden, um beim Menschen eine Infektion auszulösen. Von allen COVID-19-Fällen gelten ca. 81 % als solche mit mildem Krankheitsverlauf, schwere Infektionsverläufe sind in ca. 14 % und kritische Verläufe in ca. 5 % der Fälle zu beobachten [10].

Die Rate an Todesfällen bei den ersten 44 672 COVID-19 Fällen in China wurde mit 2,3 % angegeben [10]. Interessanterweise ist diese niedriger als die Rate an Todesfällen bei der SARS-Epidemie 2003 - 2004 mit 9,6 % und niedriger als die Rate an Todesfällen bei der MERS-Epidemie 2012 mit 34 %. Bei der MERS-Epidemie kann es sein, dass die Todesrate überschätzt wurde, da milde Verlaufsformen in Ermangelung diagnostischer Möglichkeiten vermutlich übersehen wurden [15].

An dieser Stelle sei ein Vergleich zu Grippe-Infektionen erlaubt. Nach einer Schätzung der WHO erkranken durch Influenza-Viren pro Jahr weltweit etwa eine Milliarde Menschen, von denen drei bis fünf Millionen einen schweren Krankheitsverlauf haben und schätzungsweise 290 000 bis 650 000 versterben [16, 17].

In praktisch allen Medien sah man über Monate täglich neue Angaben zur Entwicklung der COVID-19-Pandemie. Dabei war die häufigste Angabe die kumulative Fallzahl, also die Summe aller bislang bestätigten Fälle in einem Land (z. B. 160 758 Fälle in Deutschland bis zum 1. Mai 2020) oder als Anzahl neuer Fälle des Vortags (z. B. 1 639 neue Fälle in Deutschland am 1. Mai 2020). Zunächst wollen wir betrachten, welche Personen als „Fall" in die offiziellen Statistiken eingehen.

3.1. Falldefinitionen

Falldefinition der WHO

Als **bestätigter Fall** gilt jede Person, bei der die Diagnose COVID-19 durch den Nachweis im Labor bestätigt wurde, unabhängig davon, ob diese Person klinische Zeichen einer Infektion oder Symptome aufweist. Eine Person gilt als **wahrscheinlicher Fall**, wenn bei einem Verdachtsfall entweder die Laborergebnisse auf SARS-CoV-2 nicht eindeutig sind oder bislang keine Laboruntersuchung durchgeführt wurde, aus welchen Gründen auch immer. Ein **Verdachtsfall** liegt vor, wenn der Patient eine Atemweginfektion hat und sich entweder in den 14 Tagen vor Beginn der Symptome in einem COVID-19-Endemiegebiet aufhielt, oder wenn in den 14 Tagen vor Beginn der Symptome Kontakt zu einem bestätigten oder wahrscheinlichen Fall bestand, oder wenn der Patient wegen der Infektion stationär behandelt werden muss und keine andere Diagnose in Betracht kommt, die das klinische Bild der Infektion vollständig erklärt. Als COVID-19-assoziierter Todesfall gilt jeder verstorbene Patient, der zuvor als bestätigter oder wahrscheinlicher Fall eingestuft wurde, es sei denn, dass nachweislich eine andere Todesursache vorliegt [18]. In den täglichen Berichten zur weltweiten Situation der COVID-19-Pandemie werden sowohl die bestätigten Infektionsfälle als auch die Todesfälle angegeben.

Falldefinition des RKI

Laut RKI werden die folgenden Fälle als COVID-19 gewertet und sind über die zuständige Landesbehörde an das RKI zu übermitteln [19]:

- wenn SARS-CoV-2 im Labor von Personen ohne Symptome, ohne Angabe zu Symptomen sowie mit spezifischen oder unspezifischen Symptomen nachgewiesen wurde.

- wenn das spezifische klinische Bild einer Lungenentzündung ohne Labornachweis von SARS-CoV-2 nachgewiesen wurde und eine epidemiologische Bestätigung vorhanden ist. Diese kann das Auftreten von zwei oder mehr Lungenentzündungen in einer medizinischen Einrichtung, einem Pflege- oder Altenheim sein oder der Kontakt zu einem bestätigten Fall.

Kontakt zu einem bestätigten Fall

Dieser wird vom RKI als Vorliegen von mindestens einem der beiden folgenden Kriterien innerhalb der letzten 14 Tage vor Erkrankungsbeginn definiert [19]:

- Versorgung bzw. Pflege einer Person mit COVID-19, insbesondere durch medizinisches Personal oder Familienmitglieder

- Aufenthalt am selben Ort wie eine COVID-19 Person, während diese symptomatisch war; z. B. Klassenzimmer, Arbeitsplatz, Wohnung bzw. Haushalt, erweiterter Familienkreis, Krankenhaus, andere Wohn-Einrichtung, Kaserne oder Ferienlager.

SARS-CoV-2 kann dabei entweder im Kulturverfahren (infektiöses Virus; das Virus infiziert eine bestimmte für das Virus geeignete Zellkultur) oder per PCR (Nukleinsäure) nachgewiesen werden. Für die Diagnosesicherung COVID-19 sind beide Verfahren geeignet. Die PCR gilt für die Diagnostik als Goldstandard [20, 21]. Doch sind beide Verfahren auch geeignet, um das Ansteckungsrisiko von dieser Person zu beurteilen?

Das Vorhandensein von viraler RNA ist nicht immer mit der Übertragbarkeit und Infektiosität von Viren gekoppelt [22]. Daher wurde schon frühzeitig in Frage gestellt, ob die SARS-CoV-2-Viruslast mit dem kultivierbaren Virus korreliert [23]. In der Phase der symptomatischen Infektion ist das größtenteils der Fall. In 19 von 25 klinischen Proben

(Nase-Rachen-Abstrich) von COVID-19-Patienten wurde das SARS-CoV-2 durch Kultur nachgewiesen [24]. In einer anderen Studie wurde infektiöses Virus nur in der ersten Woche der Symptome durch Kultur nachgewiesen [25]. Interessanterweise wurden ab dem 8. Tag bis zum 13. Tag trotz weiterhin hoher Viruslast (gemessen als RNA) keine infektiösen Viren mehr nachgewiesen [25]. Ein ähnliches Bild fand sich mit dem SARS-CoV-1. Hier war virale RNA in den Atemsekreten und im Stuhl einiger Patienten noch nach mehr als einem Monat nach Krankheitsbeginn nachweisbar, aber nach der 3. Woche konnte bereits kein infektiöses Virus mehr nachgewiesen werden [26]. Die Nukleinsäure-Nachweismethoden (PCR) haben einen wesentlichen Nachteil: Sie können nicht zwischen infektiösen und nicht-infektiösen (toten oder antikörperneutralisierten) Viren unterscheiden.

 Jede Person, bei der die RNA des SARS-CoV-2 nachgewiesen wurde, ist für die WHO und das RKI ein bestätigter Fall, unabhängig davon, ob Symptome vorhanden sind oder nicht.

3.2. Weltweite COVID-19-Infektionen und Todesfälle

Zum 1. Mai 2020 lagen weltweit insgesamt 3 175 207 Fälle bestätigter COVID-19-Infektionen vor, 224 172 Menschen sind mit dieser Diagnose verstorben [27]. Tabelle 1 zeigt eine Übersicht über die Länder, die bis zu diesem Zeitpunkt am stärksten betroffen waren. Die meisten bestätigten Fälle fanden sich in den USA sowie in einigen europäischen Ländern. In China, dem Ausgangspunkt der Pandemie, gibt es nur noch wenige Neuinfektionen in Form von Clustern.

3.3. COVID-19-Infektionen in Deutschland

Auf Basis der Angaben des RKI hatten sich bis zum 1. Mai 2020 in Deutschland insgesamt 160 758 Personen mit dem SARS-CoV-2 infiziert. Von diesen sind ca. 126 900 genesen und 6 481 im „Zusammenhang mit COVID-19" verstorben. Die meisten COVID-19-Fälle sind zwischen 15 und 59 Jahre alt (67 %). Insgesamt sind Frauen und Männer mit 52 % bzw. 48 % annähernd gleich häufig betroffen. 87 % der Todesfälle und 19 % aller Fälle sind 70 Jahre oder älter. COVID-19-

15

bedingte Ausbrüche in Alters- und Pflegeheimen sowie in Krankenhäusern werden weiterhin berichtet. In einigen dieser Ausbrüche ist die Zahl der Verstorbenen vergleichsweise hoch [28].

Land	Anzahl bestätigter Fälle	Anzahl Todesfälle	Hauptübertragung*
USA	1 035 353	31 379	In der Gesellschaft
Spanien	213 435	24 543	In der Gesellschaft
Italien	205 463	27 967	In der Gesellschaft
Großbritannien	171 257	26 771	In der Gesellschaft
Deutschland	159 119	6 288	In der Gesellschaft
Frankreich	128 121	24 342	In der Gesellschaft
Türkei	120 204	3 174	In der Gesellschaft
Russische Föderation	114 431	1 169	Cluster
Iran	94 640	6 028	In der Gesellschaft
China	84 385	4 643	Cluster

Tabelle 1: Anzahl der bestätigten COVID-19-Fälle sowie Todesfälle auf Basis der Daten der WHO; Daten aus dem Situationsbericht mit Angaben bis zum 1. Mai 2020 [27]; *zum Zeitpunkt der letzten Datenerhebung.

Die Zahl der Neuinfektionen pro Tag ist im März 2020 immer weiter angestiegen und hat am 3. April 2020 seinen bisherigen Höchststand mit 6 174 neuen Fällen erreicht. Seitdem ist die Zahl an neuen Fällen rückläufig (Abbildung 1) und betrug am 1. Mai 2020 noch 1 639 neue Fälle [28].

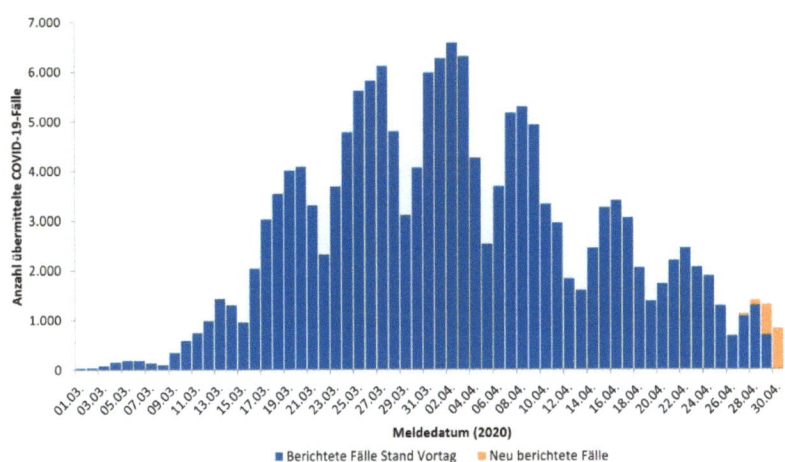

Abbildung 1: Anzahl der an das RKI übermittelten COVID-19 Fälle nach Melde-
datum an das RKI; Screenshot aus dem Lagebericht des RKI vom 1. Mai 2020
[28]; Nachdruck mit Erlaubnis.

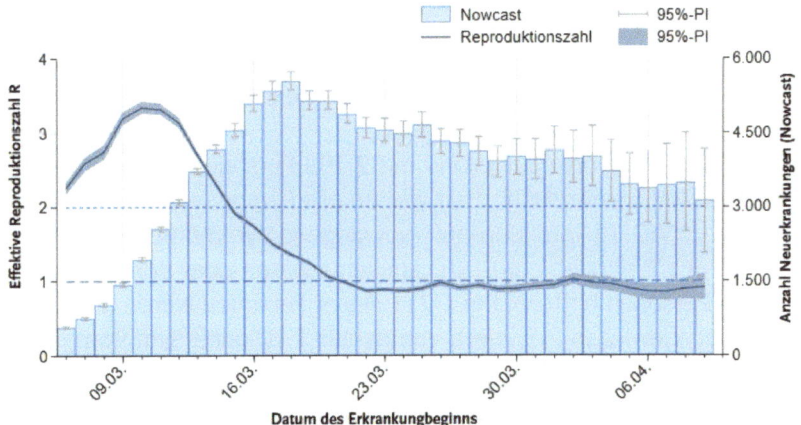

Abbildung 2: Schätzung der effektiven Reproduktionszahl R für eine angenommene Generationszeit von drei bzw. vier Tagen; Screenshot aus dem Epidemiologischen Bulletin 17, 2020 [29]; Nachdruck mit Erlaubnis.

Die effektive Reproduktionszahl R wurde vom RKI ergänzend berechnet, und zwar für eine angenommene Generationszeit von drei bzw.

vier Tagen (die Berechnungsmethode wurde am 29. April 2020 auf vier Tage geändert). Dabei zeigt sich, dass der Wert am 10. März 2020 seinen bislang höchsten Wert mit etwa 3,4 hatte, in den nächsten 10 Tagen stetig fiel und am 21. März 2020 bereits unter 1 lag. Bis zum 9. April war R in einer Seitwärtsbewegung und praktisch immer kleiner als 1 (Abbildung 2).

 In Deutschland lag der Höhepunkt neuer COVID-19-Fälle im März 2020. In den folgenden Wochen wurde ein langsamer und stetiger Rückgang an Neuinfektionen beobachtet.

3.4. Kohorte: Bevölkerung von Island

Die bislang einzige repräsentative Untersuchung eines zufällig ausgewählten Anteils der Bevölkerung eines Landes kommt aus Island. Hier wurden von den ca. 364 000 Einwohnern 13 080 untersucht (3,6 % der Bevölkerung). Bei 100 Personen wurde das SARS-CoV-2 nachgewiesen (0,8 %). Von diesen 100 Personen waren 43 % ohne Symptome [30]. Rechnet man die Zahl der COVID-19 Fälle und asymptomatischen Fälle auf das gesamte Land hoch, dann gab es in diesem Untersuchungszeitraum in Island 2 783 COVID-19 Fälle, von denen 1 197 keine Symptome zeigten. Vergleichbare Untersuchungen aus anderen Ländern waren nicht zu finden.

Eine zweite Kohorte auf Island mit 9 199 Personen wurde ebenfalls auf SARS-CoV-2 untersucht. Hier wiesen alle Personen ein hohes Risiko für eine COVID-19-Infektion auf (vorwiegend symptomatische Personen, die aus Risikogebieten zurückgekehrt waren oder Kontakt mit infizierten Personen hatten). Bei 1 211 dieser Personen wurde das SARS-CoV-2 nachgewiesen (13,2 %), von denen 7 % keine Symptome zeigten [30].

3.5. Kohorte: Kreuzfahrtschiff

Auf dem Kreuzfahrtschiff „Diamond Princess" kam es zu einem Ausbruch mit COVID-19, so dass das Schiff am 5. Februar 2020 in Yokohama in Japan unter Quarantäne gestellt wurde. Auf dem Schiff befanden sich insgesamt 3 711 Personen, Passagiere und Besatzungsmitglieder. Von diesen wurden am 20. Februar 2020 insgesamt 3 036 auf SARS-CoV-2 untersucht (82,5 %). Bei 634 Personen wurde das Virus nachgewiesen (20,7 %). Zu diesem Zeitpunkt zeigten 320 dieser Personen keine Symptome (50,5 %). Untersuchungen zu späteren Zeitpunkten zeigten jedoch, dass einige dieser Personen im Verlauf symptomatisch wurden und lediglich 17,9 % ohne Symptome blieben [31].

3.6. Kohorten: Rückkehrer von Wuhan, China

Am 1. Februar 2020 wurden insgesamt 126 Bundesbürger aus Wuhan ausgeflogen. Diese wurden zunächst in Quarantäne gebracht und 114 von ihnen auf SARS-CoV-2 untersucht. Bei zwei der Personen wurde das Virus nachgewiesen (1,8 %), beide Personen wiesen keine Symptome auf [32]. Auch Japaner wurden bis zum 6. Februar 2020 aus Wuhan zurück in ihre Heimat geflogen. In dieser Kohorte wurde das Virus bei 13 der insgesamt 565 Personen entdeckt (2,3 %), von denen vier Personen (30,8 %) keine Symptome zeigten [33].

3.7. Kohorten in Pflegeheimen

Am 7. April 2020 wurde vom MDR gemeldet, dass in Deutschland COVID-19 Fälle in mindestens 520 Pflegeheimen aufgetreten sind [34]. Ein aus den Medien bekanntes Beispiel für einen Ausbruch ist das Hanns-Lilje-Heim für Demenzkranke in Wolfsburg, das über 165 Plätze verfügt. Im März 2020 hatten sich dort rund die Hälfte der meist hochbetagten Bewohner angesteckt. Bis zum 13. April 2020 sind dort 36 an COVID-19 erkrankte Bewohner verstorben. Wie das Virus in das Heim gekommen ist, konnte nach Angaben des Heims bis dahin nicht geklärt werden [35].

3.8. Kohorte in der Gemeinde Gangelt

In der Gemeinde Gangelt in Nordrhein-Westfalen mit ca. 12 600 Einwohnern fand am 15. Februar 2020 eine Karnevalsveranstaltung mit etwa 300 Teilnehmern statt („Kappensitzung"). In der Folge traten immer mehr COVID-19 Infektionen auf, so dass am 28. Februar 2020 eine Ausgangssperre in Gangelt verhängt wurde. Zwischen dem 31. März und 6. April 2020 wurde eine repräsentative Stichprobe der

Bevölkerung untersucht. Von 919 Personen aus 405 Haushalten lagen alle erforderlichen Daten vor. Zusätzlich zum Nachweis der viralen RNA im Nase-Rachen-Raum wurde untersucht, wie viele der Einwohner Antikörper gegen das Virus aufweisen. Bei 33 Einwohnern (3,6 %) war die virale RNA im Nase-Rachen-Raum nachweisbar, 22 dieser Personen gaben an, dass bei ihnen bereits vorher der Test positiv gewesen war (2,4 %). Wenn alle Personen mit Antikörpernachweis und viralem RNA-Nachweis zusammen betrachtet werden (138 Personen), dann waren 15,5 % der Personen dieser Stichprobe mit dem SARS-CoV-2 infiziert. Bezogen auf die gesamte Bevölkerung in der Gemeinde würde das einer geschätzten Anzahl von 1 956 infizierten Personen entsprechen. In der Gemeinde gab es sieben Todesfälle bei infizierten Einwohnern. Auf dieser Basis beträgt die Infektions-assoziierte Sterblichkeit 0,36 % [36].

3.9. Besonders gefährdete Personen

Höheres Lebensalter

Die Fallzahlen in Deutschland und anderen Ländern sind bei älteren Menschen höher als in anderen Altersgruppen. Insbesondere Menschen ab 80 Jahren erkranken in Deutschland häufiger, bezogen auf 100 000 Einwohner (Abbildung 3).

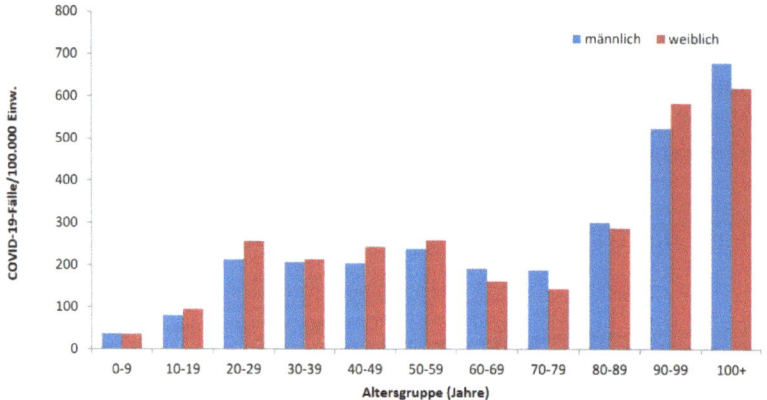

Abbildung 3: An das RKI übermittelte COVID-19 Fälle pro 100 000 Einwohner in Deutschland nach Altersgruppe und Geschlecht am 1. Mai 2020; Screenshot aus dem Situationsbericht vom 1. Mai 2020 [28]; Nachdruck mit Erlaubnis.

Eine Auswertung der ersten hospitalisierten Patienten in China zeigte, dass das Risiko, im Krankenhaus an COVID-19 zu sterben, mit jedem Lebensjahr um weitere 10 % steigt [37]. Bei den bis zum 1. Mai 2020 in Deutschland an das RKI übermittelten 6 481 COVID-19-Todes-fällen zeigte sich, dass die große Mehrzahl im höheren Lebensalter zu finden ist (Abbildung 4).

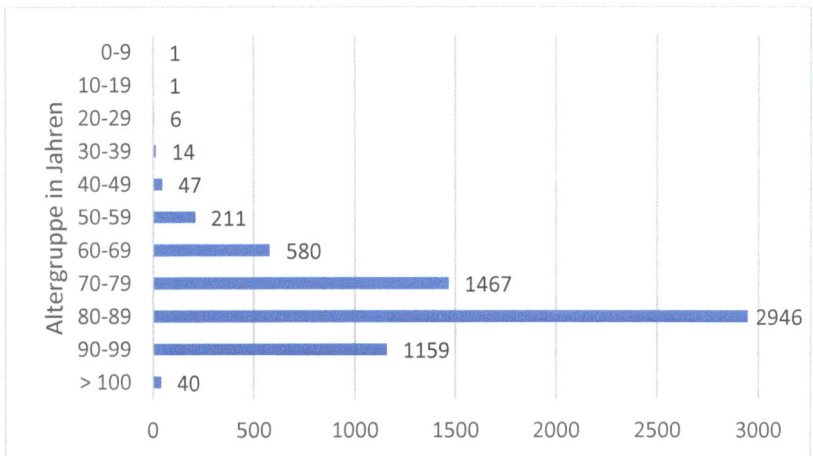

Abbildung 4: Anzahl der an das RKI übermittelten COVID-19 Todesfälle in Deutschland nach Altersgruppe; Stand: 1. Mai 2020 [28].

Grunderkrankungen

In China zeigte eine erste mehrstufige Auswertung von 1 590 bestä-tigten Fällen aus dem ganzen Land, dass Personen mit verschiedenen Grundkrankheiten ein höheres Risiko für eine COVID-19-Infektion auf-weisen, nachdem man die Patienten nach Alter und Rauchgewohnhei-ten in vergleichbare Gruppen unterteilt hatte [38]. Mit folgenden Krank-heiten war ein deutlich höheres Risiko für COVID-19 assoziiert:
- Bösartige Tumore: 3,5-fach erhöhtes Risiko
- Chronisch-obstruktive Lungenkrankheit COPD: 2,7-fach erhöhtes Risiko
- Diabetes mellitus: 1,6-fach erhöhtes Risiko
- Bluthochdruck: 1,6-fach erhöhtes Risiko

Es sind also vor allem ältere Menschen für eine COVID-19-Infektion gefährdet, die an einer oder mehreren schweren bzw. chronischen Grundkrankheiten leiden.

Mitarbeiter in Krankenhäusern

Aus Spanien wurde berichtet, dass sich bis zum 20. Mai 2020 insgesamt 51 000 Ärzte und Pflegekräfte an COVID-19 infiziert haben [39]. Aus Großbritannien weiß man, dass bis zum 20. Mai 2020 insgesamt 181 infizierte Mitarbeiter gestorben sind [40]. In Deutschland waren bis zum 18. Mai 2020 insgesamt 11 800 Beschäftigte im Gesundheitswesen mit dem SARS-CoV-2 infiziert, 541 von ihnen wurden im Krankenhaus behandelt, und 19 sind verstorben [41].

 Mitarbeiter in Krankenhäusern sind besonders stark gefährdet, insbesondere dann, wenn die persönliche Schutzausrüstung nicht vorhanden oder ungeeignet ist. Auf diesem Weg kann das Virus in die Familien der Mitarbeiter weitergetragen werden.

4. QUELLEN UND ÜBERTRAGUNG VON SARS-COV-2

Die Übertragung von SARS-CoV-2 erfolgt in der Regel von Mensch zu Mensch. Der erste Ausbruch in Deutschland ging von einer Besucherin bei einem Autozulieferer aus und soll hier als Beispiel dienen.

Erster Ausbruch in Deutschland

Eine Geschäftsfrau aus China besuchte vom 19. bis 22. Januar 2020 einen Autozulieferer in der Nähe von München [42]. Am 20. und 21. Januar fanden Besprechungen mit Mitarbeitern der Firma statt. Die Mitarbeiter hatten angegeben, dass die Besucherin keine Symptome einer Atemweginfektion während der Besprechungen zeigte. Von der Geschäftsfrau selber wurde später bekannt, dass sie bereits an Müdigkeit, Muskelschmerzen und vielleicht auch Fieber litt, da sie Paracetamol einnahm [43]. Am 24. Januar klagte ein Mitarbeiter über Halsschmerzen, Frösteln und Muskelschmerzen, gefolgt von Fieber und Husten [43]. Am 27. Januar fühlte sich dieser Mitarbeiter beschwerdefrei und kehrte zur Arbeit zurück. Am selben Tag erfuhr die Firma von der COVID-19-Diagnose der Besucherin. Daraufhin wurde der Mitarbeiter in München auf SARS-CoV-2 untersucht und das Virus im Sputum nachgewiesen [42]. In der Folge wurden zahlreiche Personen mit Hochrisiko-Kontakten untersucht. Dazu zählte der zugewandte Kontakt (Gesicht zu Gesicht) über mindestens 15 Minuten zu einem bestätigten Fall oder der Kontakt mit den Körpersekreten eines bestätigten Falls. Bei Krankenhauspersonal zählte jeder Kontakt mit einem Abstand von weniger als zwei Metern ohne Schutzkleidung als Hochrisiko-Kontakt. Insgesamt wurden 16 neue Fälle identifiziert, von denen 15 Personen höchstens milde oder unspezifische Symptome zeigten. Eine Person blieb ohne Symptome. Innerhalb von Haushalten wurde in der Folge bei 20 Personen eine Übertragungsrate von 10 % festgestellt, durch sonstige Hochrisiko-Kontakte wurden unter 217 Personen 5,1 % neue Fälle ausgelöst, keine neuen Infektionen gab es bei 108 Personen durch Kontakte mit geringem Risiko [44].

Aus dieser Beschreibung können bereits wichtige Erkenntnisse gewonnen werden:

1. Quelle der Infektion: Zur Übertragung einer Infektion ist eine Quelle erforderlich, von der das Virus auf andere Personen übertragen werden kann. In diesem Fall war die Besucherin aus China die Quelle (Indexfall).
2. Übertragungsweg: Dieser ist in der Veröffentlichung für den Indexfall nicht beschrieben. Wenn jedoch die Besucherin zwei Tage zahlreiche Besprechungen in geschlossenen Räumen absolvierte, ist davon auszugehen, dass die Übertragung über Tröpfchen erfolgte, beispielsweise beim Sprechen, Husten oder Niesen. Leider bleibt unbekannt, wie lange der erste Infizierte mit dem Indexfall in Besprechungen war (Dauer der Exposition) und wo genau sich beide Personen befanden (direkt gegenüber oder nebeneinander). Leider ist auch nicht beschrieben, wie dicht und lange der erste Infizierte mit den beiden weiteren Kollegen hatte, die sich von ihm angesteckt haben. Waren es nur kurze Kontakte in der Teeküche (Gesicht-zu-Gesicht)? Waren es mehrstündige Kontakte in Besprechungen? Diese Details wären hilfreich, um das Risiko der Übertragung besser einschätzen zu können.
3. Symptome der Infektion: In der ersten Beschreibung wurde angegeben, dass auf Basis der Beobachtung durch die Mitarbeiter in Deutschland die Besucherin keine Symptome zeigte, also asymptomatisch war. Die spätere Befragung der Besucherin ergab jedoch, dass sie bereits leichte Symptome aufwies. Das deutet darauf hin, dass sich die Infektion in der Inkubation befand.

Nach Bekanntwerden des ersten Falls in Deutschland betonte die Sprecherin des RKI am 27. Januar 2020, dass die Gefahr viel konkreter sei, die in Deutschland vom Influenza-Virus ausgehe. "Wenn wir sehen, dass wir jetzt bei der laufenden Grippewelle schon über 13 000 bis 14 000 labordiagnostisch bestätigte Influenza-Erkrankungen haben und auch schon über 30 Todesfälle, dann ist das eine ganz andere Nummer", sagte Susanne Glasmacher im RBB [45].

Die WHO hat insgesamt vier Kategorien für Länder eingeführt, um das übliche Übertragungsmuster in dem jeweiligen Land zu beschreiben.
1. Keine Fälle: Länder oder Regionen ohne Fälle.

2. Sporadische Fälle: Länder oder Regionen mit einem oder mehreren Fällen, die entweder importiert oder vor Ort entdeckt wurden.

3. Cluster von Fällen: Länder oder Regionen mit Fällen, die zeitlich, örtlich oder anhand von gleichen Quellen zusammenhängen.

4. Übertragung in der Gesellschaft: Länder oder Regionen mit großen lokalen Ausbrüchen, die nicht mit bestimmten Übertragungswegen erklärt werden können oder die bei Serienuntersuchungen entdeckt werden.

Nachfolgend wird dargestellt, aus welchen Infektionsquellen das SARS-CoV-2 auf welchem Weg üblicherweise übertragen wird.

4.1. Atemwegsekrete, Tröpfchen und Aerosol

Bei COVID-19-Infizierten findet sich das Virus in den Sekreten der oberen und unteren Atemwege. Die meisten Daten liegen zum Nachweis der viralen RNA aus dem Nase-Rachen-Raum oder dem Sputum vor. Dabei haben die Forscher unterschiedliche Einheiten der Viruszahl verwendet. Manche beschrieben die Anzahl viraler Kopien pro Probe, andere pro 1 000 Zellen oder pro Milliliter. Deshalb sind die Werte nur bedingt miteinander vergleichbar. Die Auswertung einer Studie an 23 symptomatischen Patienten zeigt, dass die Anzahl viraler Kopien im Lauf der Infektion immer weiter abnimmt (Abbildung 5).

In einer Studie wurde an neun COVID-19 Patienten parallel zur RNA untersucht, wie lange sich infektiöses Virus nachweisen lässt. Es fand sich in der ersten Woche der Symptome, jedoch nicht mehr zwischen dem 8. und 13. Tag (letzter Untersuchungszeitpunkt), selbst wenn mittels PCR eine hohe Anzahl viraler Kopien entdeckt wurde [25]. Eine Modellberechnung der Übertragungsdynamik von SARS-CoV-2 legt darüber hinaus nahe, dass das Virus bereits zwei Tage vor Beginn der Symptome infektiös ist und übertragen werden kann (Abbildung 5) [46].

Die Viruslast war insbesondere in der frühen und progressiven Phase der Infektion hoch [23, 48]. Sie korreliert außerdem mit dem Alter [47]. Darüber hinaus wurde festgestellt, dass sie auch zwei Tage vor und einen Tag nach Auftreten der Symptome besonders hoch ist (Abbildung 5) [46].

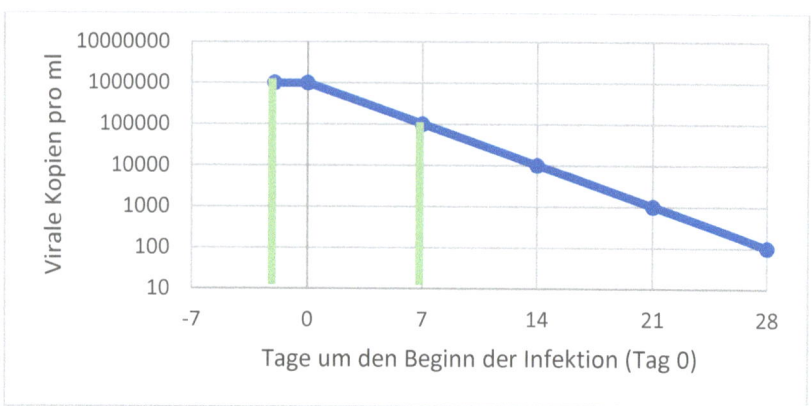

Abbildung 5: Darstellung der gemittelten Anzahl von SARS-CoV-2 Kopien (hinterer Rachen) von 23 symptomatischen COVID-19-Patienten; die Einzelwerte pro Patient und Probe können bis zu 1,5 $\log_{10}$-Stufen höher oder niedriger liegen [47]; der Bereich zwischen den grünen Linien beschreibt die Zeitspanne des Nachweises infektiöser Viren [25].

☞ Bereits zwei Tage vor Beginn der Symptome und bis zu sieben Tage nach Diagnosestellung ist infektiöses Virus in den Atemwegsekreten zu finden. Von diesen Personen geht eine hohe Übertragungswahrscheinlichkeit aus.

Bei SARS-CoV-1 wurde bereits sehr früh eine Übertragung zwischen Personen über Tröpfchen angenommen [49-51]. SARS-CoV-2 kann im Vergleich zu SARS-CoV-1 aufgrund des aktiven Virusausscheidens im Rachen wahrscheinlich noch effizienter übertragen werden, während die Symptome in der frühen Phase der Infektion noch mild und typisch für eine obere Atemweginfektion sind [25].

Übertragung über Tröpfchen und Aerosol

Viele Viren können sich über Tröpfchen und Aerosole effizient zwischen Menschen verbreiten [52]. Der Durchmesser potenziell infektiöser Partikel kann dabei zwischen 0,05 und 500 µm liegen [53]. Die Weltgesundheitsorganisation verwendet einen Partikeldurchmesser von 5 µm, um zwischen der Übertragung in der Luft (≤ 5 µm) und der Tröpfchenübertragung (> 5 µm) abzugrenzen [54]. Die Übertragung von Infektionskrankheiten auf dem Luftweg hängt vom Zusammenspiel mehrerer Faktoren ab, einschließlich der Partikelgröße (d. h. des Partikeldurchmessers) und des Ausmaßes der Austrocknung [55]. Die Austrocknung der Partikel ist eine kritische Variable und hängt von Umweltfaktoren ab, da selbst große, feuchtigkeitsbeladene Tröpfchenpartikel schnell austrocknen [55, 56]. Kleine und leichte infektiöse Partikel bleiben daher länger in der Luft. Selbst wenn Infektionserreger in einer Matrix aus Schleim und anderen Sekreten aus den Atemwegen ausgestoßen werden und große, schwere Partikel verursachen, kann eine schnelle Austrocknung die Zeit verlängern, in der sie in der Luft bleiben (die getrockneten Rückstände großer Aerosole, die als Tröpfchenkerne bezeichnet werden, sind typischerweise 0,5 – 12 µm im Durchmesser) [55].

Darüber hinaus können große Aerosolpartikel zunächst aus der Luft fallen und nach dem Austrocknen wieder in die Luft gelangen [55]. Tröpfchen setzen sich mit einer von ihrer Masse vorgegebenen Geschwindigkeit aus der Luft ab. Wenn jedoch die Aufwärtsgeschwindigkeit der Luft höher ist, bleiben sie in der Luft [55]. In diesem Zusammenhang wurde gezeigt, dass Tröpfchenaerosole mit einem Durchmesser von bis zu 100 µm über längere Zeiträume in der Luft schweben können [55].

Das Ausscheiden von Atemwegsviren kann durch Niesen, Husten, Singen oder Sprechen erfolgen. Dabei werden unterschiedlich viele Partikel ausgestoßen (Tabelle 2).

Vorgang	Ereignis	Mittlere Partikelzahl	Reichweite
Niesen	Pro Niesen	40 000	≤ 8 m* ≤ 2 m**
Husten	Pro Husten	710	> 2 m
Sprechen	Pro 100 Worte	36***	unbekannt

Tabelle 2: Mittlere ausgestoßene Partikelzahl und Reichweite durch Niesen, Husten und Sprechen [55, 57-60]; *kleine Tröpfchen; **große Tröpfchen; ***Partikelzahl korreliert mit der Lautstärke beim Sprechen.

☞ Niesen hat die größte Reichweite für Partikel aus den Atemwegen, gefolgt von Husten und Sprechen. Lautes Sprechen
erhöht die Partikelzahl.

Beim Niesen finden sich im Hinblick auf den Durchmesser der Tröpfchenpartikel zwei Häufigkeitsgipfel, bei ca. 100 μm und 500 μm [61].
Die meisten der 40 000 großen Tröpfchenpartikel, die durch ein einzi-
ges Niesen verursacht werden, trocknen sofort in kleine, infektiöse
Tröpfchenkerne aus (80 % sind < 100 μm) [62]. Bei leichtem Wind
werden die Tröpfchen bis zu sechs Meter getragen werden, dabei sin-
ken sowohl ihre Anzahl als auch ihr Durchmesser [63]. Die Übertragung
von Infektionskrankheiten über die Luft oder Tröpfchen kann ferner
auch von der Häufigkeit der auslösenden Aktivität abhängen. Ein ein-
zelnes Niesen kann insgesamt mehr infektiöse Partikel produzieren,
während das allgemeine Husten möglicherweise ein wirksamerer Weg
der Übertragung in der Luft sein kann (z. B. während einer Infektion
mit Coxsackievirus A) [64]. Mit Coronavirus infizierte Menschen husteten während des Ausatmens durchschnittlich 17 Mal über 30 Minuten
[65]. Da trockener Husten auch ein häufiges Symptom bei COVID-19-
Patienten ist [66], kann er daher zu einer Übertragung dieses Erregers
in die Luft beitragen.

Gemeinsames Singen in einem geschlossenen Raum kann ebenfalls
zu Übertragungen führen, wie eine Häufung von Infektionen nach einer
Chorübung belegt. Eine infizierte und symptomatische Person hatte
während einer Gesangsprobe 52 der 60 anderen Sänger infiziert
(86,7 %). Die Gesangsübung dauerte insgesamt 90 Minuten und wurde
lediglich durch eine Pause von 15 Minuten unterbrochen. Die Stühle
waren in sechs Reihen ausgestellt. Die Index-Person saß in der hinters-
ten Reihe am Rand [67].

☞ Bei einer Chorprobe im geschlossenen Raum können sich
durch das Singen über einen längeren Zeitraum zahlreiche
Sänger infizieren, wenn nur eine Person infektiös ist.

In diesem Zusammenhang wurde eine Übertragung von SARS-CoV-
2 über die Luft in einem Cluster von Infektionen in einem Restaurant
mit Klimaanlage als möglich angesehen [68].

Mögliche Übertragung von SARS-CoV-2 über Aerosole in der Luft

Bei einem Ausbruch infizierten sich zehn Personen aus drei Familien mit SARS-CoV-2, die auf derselben Etage eines Restaurants mit 73 anderen Gästen Mittag aßen. Die Familien saßen jeweils an eigenen Tischen, die etwa einen Meter auseinander standen. Ein Gast war asymptomatisch während des Essens, wurde jedoch später als COVID-19-Fall identifiziert und war vermutlich die Quelle der Übertragung. Die Dauer des überlappenden Aufenthalts mit der Familie der vermuteten Quelle betrug bei der einen Familie 53 Minuten und bei der anderen Familie 73 Minuten. Es wurde vermutet, dass die Klimaanlage die Tröpfchen von der Quelle weiter in den Raum getragen hat, als es ohne Lüftung hätte passieren können [68].

Die Rolle der Luft für die Übertragung von SARS-CoV-2 wurde nur in wenigen Studien in Kliniken untersucht (Tabelle 3).

 Die RNA von SARS-CoV-2 wurden nur in großen Luftvolumina von 9 000 l nachgewiesen, mit einem größeren Anteil auf Intensivstationen (35 % Nachweisrate) im Vergleich zu allgemeinen Stationen (12,5 % Nachweisrate). In kleineren Volumina wurde das Virus bislang nicht nachgewiesen.

Selbst direkt vor einem COVID-19-Patienten, bei dem ca. 1 000 000 Viruskopien im Nase-Rachen-Raum nachweisbar waren, konnte 10 cm vor dem Kinn des Patienten die SARS-CoV-2-RNA nicht in einem Luftvolumen von 1 000 l nachgewiesen werden [72]. Dabei spielte es keine Rolle, ob der Patient normal atmete, tief atmete, kontinuierlich sprach oder kontinuierlich hustete [72].

Das SARS-CoV-2 kann bis zu 3 Stunden lang in der Luft infektiös bleiben, gemessen in einer Goldberg-Trommel (geschlossenes, langsam rotierendes 40 l Gefäß). Die Viruslast war jedoch insgesamt gering und reduzierte sich von 3,5 $\log_{10}$ auf 2,7 $\log_{10}$ pro Liter Luft [73].

 Eine Übertragung von SARS-CoV-2 auf dem Luftweg wird insgesamt als eher unwahrscheinlich angesehen [74].

Ort der Probennahme [Quelle]	Platzierung des Samplers	Untersuchtes Luftvolumen	Nachweis von SARS-CoV-2 RNA
Räume im Krankenhaus mit bestätigten COVID-19-Fällen (Iran) [69]	2 – 5 m entfernt vom Patienten, 1,5 – 1,8 m über dem Boden	10 Proben à 90 l	Keine
Allgemeine Station (China) [70]	Um den Patienten, unter dem Lufteinlass und im Patientenkorridor	16 Proben à 9 000 l	2 Proben positiv (12,5 %)*
Intensivstation (China) [70]	In der Nähe des Luftauslasses, in der Nähe der Patienten und in der Nähe des Arztdienstzimmers	40 Proben à 9 000 l	14 Proben positiv (35 %)*
Spezielles SARS-CoV-2-Ausbruchszentrum (Singapur) [71]	Im Patientenraum und Vorraum	1 200 l	Keine
Spezielles SARS-CoV-2-Ausbruchszentrum (Singapur) [71]	Außerhalb des Patientenraums	1,5 m^3	Keine

Tabelle 3: Häufigkeit des Nachweises der SARS-CoV-2 RNA aus Luftproben im Umfeld von COVID-19-Patienten; *höchste Nachweisrate in Patientenzimmern (8 von 18; 44,4 %).

4.2. Tränenflüssigkeit und Bindehaut

Die Übertragung von SARS-CoV-2 durch die Tränenflüssigkeit von der Bindehaut des Auges wurde in der Fachwelt als möglich angesehen

[75]. Bei einem Patienten in der mittleren Krankheitsphase von COVID-19 wurde über eine Bindehautentzündung berichtet. Die Proben von der Bindehaut waren nach Erkrankungsbeginn noch an den Tagen 14 und 17 positiv für die SARS-CoV-2-RNA und erst am 19. Tag negativ [76]. Eine andere Studie zeigte unter 30 COVID-19-Patienten, dass die Virus-RNA nur bei einem Patienten mit Bindehautentzündung in Tränen und Bindehautsekreten nachgewiesen wurde [77]. Darüber hinaus wurden in einer anderen Gruppe von 38 COVID-19-Patienten insgesamt 12 Patienten identifiziert, die Zeichen einer Bindehautentzündung aufwiesen. Bei zwei von ihnen waren die Befunde für SARS-CoV-2 in ihrer Bindehaut- und den Nase-Rachen-Abstrichproben positiv [78]. Darüber hinaus wurde bei fünf anderen COVID-19-Patienten kein Virus an der Bindehaut nachgewiesen [48]. Bei einem Patienten mit langwieriger Konjunktivitis wurde einmalig sogar infektiöses Virus in der ersten RNA-positiven Augenprobe beschrieben, die virale RNA wurde bis zum 27. Tag nach Auftreten der Symptome nachgewiesen [79]. Obwohl die RNA des Virus in sehr geringen Mengen selten im Bindehautsack nachgewiesen werden kann, gibt es keine Hinweise darauf, dass es sich lokal vermehren kann [80]. Daher wurde die Bindehaut nicht als bevorzugtes Tor in die Atemwege angesehen [81].

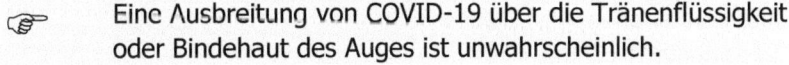 Eine Ausbreitung von COVID-19 über die Tränenflüssigkeit oder Bindehaut des Auges ist unwahrscheinlich.

4.3. Hände

Eine Übertragung von SARS-CoV-2 über die eigenen Hände auf die Schleimhaut der Atemwege ist theoretisch möglich. Diese kann auf verschiedenen Wegen erfolgen, hat jedoch im Grunde immer die gleiche Endstrecke.

> **Möglicher Übertragungsweg über die Hände**
> Man berührt nach einer Kontamination der eigenen Hände die Nasenschleimhaut ohne das vorherige Waschen oder Desinfizieren der Hände.

Dabei kommen folgende Quellen in Betracht:
- Ein COVID-19-Fall (symptomatisch oder ohne Symptome) steht mir gegenüber und niest oder hustet auf meine Hände.

- Ein COVID-19-Fall (symptomatisch oder ohne Symptome) niest oder hustet auf eine Fläche, die ich später berühre und damit meine Hände kontaminiere.

Dabei ist es gleichgültig, ob Handschuhe getragen werden oder nicht. Denn durch das Tragen der Handschuhe wird lediglich verhindert, dass der Großteil der Kontamination auf die eigenen Hände gelangt. Die Außenseite der Handschuhe wird dann kontaminiert sein. Von dort aus kann bei einem Hand-Nase-Kontakt mit behandschuhten Händen die gleiche Übertragung stattfinden wie von bloßen Händen.

Bislang wurde jedoch das Virus noch nie an den Händen von Personen nachgewiesen, weder als RNA noch als infektiöses Virus. Wenige Daten liegen aus der Versorgung von COVID-19-Patienten vor, bei denen die Mitarbeiter Handschuhe getragen haben und untersucht wurde, ob man das Virus auf den Handschuhen nachweisen kann (Tabelle 4). Hier wurde nachgewiesen, dass sich die RNA des SARS-CoV-2 nur selten auf den Handschuhen der Mitarbeiter nachweisen lässt, selbst wenn direkter Kontakt mit COVID-19-Patienten bestand.

Art der Station (Land) [Quelle]	Anzahl untersuchter Handschuhe	Anteil der Proben mit RNA-Nachweis
Intensivstationen mit COVID-19-Patienten* (China) [70]	4	25 %**
Allgemeinstation mit COVID-19-Patienten* (China) [70]	3	0 %

Tabelle 4: Nachweishäufigkeit der SARS-CoV-2-RNA auf Handschuhen von Mitarbeitern nach Tätigkeiten an COVID-19-Patienten; *mit Mund-Nasen-Schutz; **eine Probe mit 4,5 $\log_{10}$ Viruskopien pro Abstrich.

 Eine Übertragung von SARS-CoV-2 über die Hände gilt als möglich, auch wenn das Virus nur selten an Handschuhen der Mitarbeiter nachgewiesen wurde, obwohl der Patient das Virus über die Atemwege ausscheidet, was durch seinen häufigen Nachweis an den Masken der Patienten gezeigt werden konnte [70].

4.4. Stuhl

Einige Patienten zeigten während der Infektion Durchfall, was darauf hindeutet, dass SARS-CoV-2 den Magen-Darm-Trakt beeinflussen kann. Virale RNA wurde in einem Anteil zwischen 22 % und 100 % bei COVID-19-Patienten mit bis zu 8,1 $\log_{10}$ Viruskopien pro g Stuhl nachgewiesen (Tabelle 5).

Anzahl der untersuchten COVID-19-Patienten [Quelle]	Anteil der Proben mit RNA-Nachweis
4 [25]	100 %
17 [82]	52,9 %
5 [48]	40 %*
15 [47]	26,7 %
59 [83]	22 %

Tabelle 5: Nachweishäufigkeit der SARS-CoV-2-RNA im Stuhl von COVID-19-Patienten; *bis zu 19 Tage nach Diagnosestellung nachweisbar.

Bisher existieren jedoch keine großen Studien zur Analyse von Stuhlproben auf Isolierung von infektiösem SARS-CoV-2. Bei der Auswertung einer kleinen Gruppe von 4 Patienten führte keine der Stuhlproben zu einer erfolgreichen Virusisolierung in der Zellkultur, unabhängig von der viralen RNA Konzentration [25].

 Die Ergebnisse der Studien legen nahe, dass eine Übertragung von SARS-CoV-2 über den Stuhl von COVID-19-Patienten sehr unwahrscheinlich ist.

4.5. Blut

SARS-CoV-2-RNA wurde gelegentlich im Blut von COVID-19-Patienten nachgewiesen, d. h. bei einem von fünf Patienten nach Ausbruch der Krankheit [48] oder bei fünf von 23 Patienten (21,7 %) [47]. Aufgrund der vorliegenden Erkenntnisse kann die Übertragung von COVID-19 während einer Bluttransfusion nicht ausgeschlossen werden.

Eine Übertragung durch einen flüchtigen Kontakt mit Blut wie bei der Berührung einer Wunde mit den Händen oder bei Kontakt mit Blutresten auf unbelebten Oberflächen ist sehr unwahrscheinlich.

4.6. Urin

Bisher wurde SARS-CoV-2 im Urin von COVID-19-Patienten nicht nachgewiesen, basierend auf den Ergebnissen von 3 Studien mit insgesamt 47 Patienten [25, 47, 84]. Daher wird die Übertragung von CO-VID-19 über den Urin als sehr unwahrscheinlich angesehen.

4.7. Unbelebte Flächen

Viele Menschen und einige Wissenschaftler halten es für möglich, dass eine indirekte Übertragung von SARS-CoV-2 über unbelebte Flächen erfolgen kann, obwohl derzeit keine direkten Beweise vorliegen [85]. In Krankenhäusern wurden in der Umgebung von COVID-19-Patienten einige Daten gesammelt, um die Häufigkeit des Nachweises von SARS-CoV-2-RNA auf unbelebten Oberflächen zu beschreiben. Diese sind in Tabelle 6 zusammengestellt. Die Nachweisrate war auf Oberflächen von Intensivstationen (43 % - 75 %) oder in einem Isolationsraum hoch (100 %), auf allgemeinen Stationen jedoch deutlich niedriger (0 % - 20 %). Die mittlere Viruskonzentration pro Tupfer betrug 4,4 - 5,2 $\log_{10}$ auf Intensivstationen und 2,8 - 4,0 $\log_{10}$ auf allgemeinen Stationen. Auf gereinigten und desinfizierten Oberflächen konnte jedoch keine virale RNA nachgewiesen werden. Der Nachweis von viraler RNA auf dem Boden weist auf die Sedimentation kontaminierter Tröpfchen hin. Oberflächen außerhalb des COVID-19-Patientenzimmers wurden ebenfalls untersucht (Tabelle 6). Auf der Intensivstation wurde das Virus selten als „schwach positiv" erkannt, und zwar auf dem Boden und an den Türklinken in drei Vorräumen, sechs Umkleidekabinen und einer Schwesternstation (6 von 84 Proben; 7,1 %) [88]. Auf der allgemeinen Station wurde das Virus selten auf anderen Flächen nachgewiesen (23 Proben; ein „schwach positives" Ergebnis auf der Computermaus oder der Tastatur); auf Türklinken und dem Fußboden in drei

Vorräumen und fünf Umkleidekabinen wurde es nie nachgewiesen (52 Proben) [70].

Art der Station (Land) [Quelle]	Beschreibung beprobter Flächen (Anzahl)	Anteil der Proben mit RNA-Nachweis
Intensivstation mit COVID-19-Patienten (China) [70]	Computermaus (8)	75 %
	Fußboden (10)	70 %
	Luftaustrittsfilter (12)	67 %
	Mülleimer (5)	60 %
	Krankenbett-Handlauf (14)	43 %
Allgemeinstation mit COVID-19-Patienten (China) [70]	Krankenbett-Handlauf (10)	20 %
	Türknauf (12)	8 %
	Fußboden (12)	8 %
	Luftauslass (12)	0 %
COVID-19-Station (Italien) [86]	Oberflächen mit hohem Kontaminationsrisiko* (16)	0 %
SARS-CoV-2-Ausbruchszentrum (Singapur) [71]	Raum A: Oberflächen nach routinemäßiger Reinigung (26)	0 %
	Raum B: Oberflächen nach routinemäßiger Reinigung (26)	0 %
	Raum C: Oberflächen im Patientenzimmer vor routinemäßiger Flächendesinfektion** (28)	61 %
COVID-19-Isolierzimmer (Singapur) [87]	Bettwäsche, Kinderbettgitter und Tisch (1 m Abstand zum Bett; Anzahl unbekannt)	100 %
COVID-19-Patientenzimmer (China) [72]	Ablage, Nachttisch, Schrank, Fensterbank und Spender für Händedesinfektionsmittel (Anzahl unbekannt)	1 schwach positive Probe (Fensterbank)

Fortsetzung von Tabelle 6 auf Seite 36.

Art der Station (Land) [Quelle]	Beschreibung beprobter Flächen (Anzahl)	Anteil der Proben mit RNA-Nachweis
COVID-19-Isolierstation (China) [88]	Verschiedene Oberflächen (84)	7,1 %
COVID-19-Patientenzimmer (Japan) [89]	Verschiedene Oberflächen in engem Kontakt mit Patienten (15)	0 %

Tabelle 6: Nachweishäufigkeit der SARS-CoV-2-RNA auf unbelebten Flächen im Umfeld von COVID-19-Patienten; *tägliche Routine-Desinfektion mit 0,1 % Natriumhypochlorit als freiem Chlor; **mit Natriumdichlorisocyanurat (0,5 % auf Oberflächen mit häufiger Berührung, 0,1 % auf Fußböden.

Es gilt jedoch zu beachten, dass in den Studien zur Kontamination unbelebter Flächen im Umfeld von COVID-19-Patienten nur die PCR zum Nachweis viraler RNA verwendet wurde und nicht das Vorhandensein infektiöser Viren geprüft wurde.

  Auf unbelebten Flächen außerhalb eines COVID-19-Zimmers ist das Virus nur selten nachweisbar, oft als „schwach positiver" Befund. Infektiöses Virus wurde bislang nicht nachgewiesen.

Einige Studien zeigen, dass SARS-CoV-2 einige Tage auf unbelebten Flächen infektiös bleiben kann (Zellkulturstudien). Dazu werden kultivierte Viren in einer Anzahl von ca. 10^6 auf die Flächen pipettiert und im Verlauf der Zeit gemessen, wie viele der Viren immer noch vorgefunden werden. Zunächst werden die Materialen betrachtet, die im öffentlichen Raum und im Patientenumfeld häufig aufgefunden werden. Auf Edelstahl und Plastik war es nach sieben Tagen nicht mehr nachweisbar, auf Glas nach vier Tagen, und auf Holz nach einem Tag. Im Lauf der Zeit nimmt jedoch die virale Infektiosität immer weiter ab [73, 90]. Ein typischer Verlauf des Virustiters in Abhängigkeit von der Zeit wird in Abbildung 6 dargestellt.

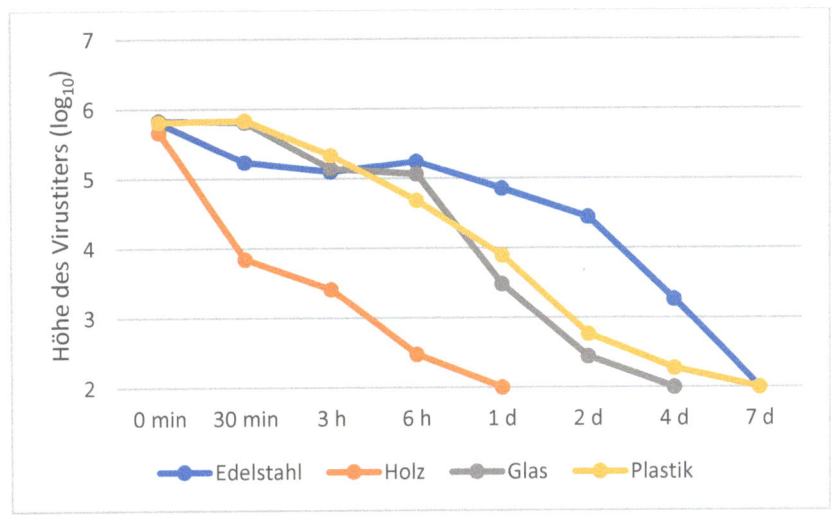

Abbildung 6: Veränderung der Höhe des SARS-CoV-2-Virustiters ($\log_{10}$) nach künstlicher Kontamination auf Edelstahl, Holz, Glas und Plastik bei 22 °C; Nachweisgrenze bei 2 $\log_{10}$ [90].

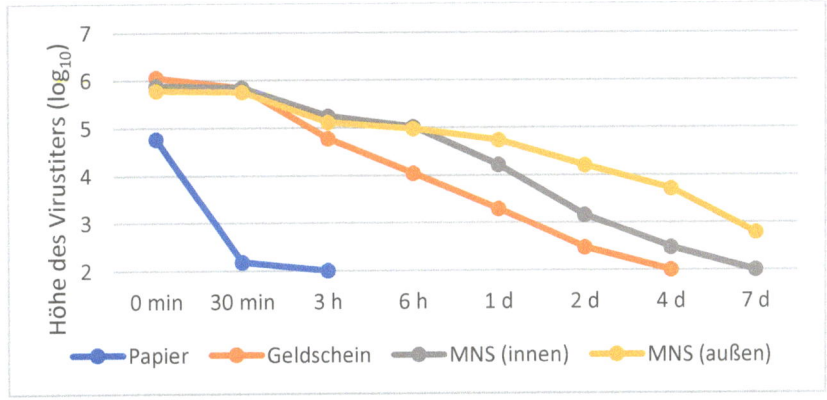

Abbildung 7: Veränderung der Höhe des SARS-CoV-2-Virustiters ($\log_{10}$) nach künstlicher Kontamination auf Papier, Geldscheinen bzw. Mund-Nasen-Schutz (MNS; innen sowie außen) bei 22 °C; Nachweisgrenze bei 2 $\log_{10}$ [90].

Darüber hinaus liegen Erkenntnisse zur Dauer des Virusnachweises auf Papier, Geldscheinen und einem Mund-Nasen-Schutz vor. Auf

Papier war es nach drei Stunden nicht mehr nachweisbar, auf dem Geldschein nach vier Tagen und auf der Innenseite eines Mund-Nasen-Schutzes nach sieben Tagen. Auf der Außenseite des Mund-Nasen-Schutzes wurde SARS-CoV-2 selbst nach sieben Tagen noch in geringer Höhe gefunden (Abbildung 7).

Hier gilt es zu beachten, dass es sich um Viren handelt, die unter Laborbedingungen kultiviert wurden. Die Viren aus den Atemwegen von infizierten Personen befinden sich im Speichel der Mundhöhle oder im Sputum. In diesem Umfeld ist mit Antikörpern, weißen Blutkörperchen (Leukozyten), Peroxidasen (Enzyme, die das Virus inaktivieren können) sowie Bakterien und Hefepilzen zu rechnen, die möglicherweise dazu führen, dass Viren im Sputum weitaus kürzer auf unbelebten Flächen infektiös bleiben (eher Stunden als Tage) [91], doch gesicherte Erkenntnisse liegen dazu aktuell nicht vor.

☞ SARS-CoV-2 kann auf unbelebten Flächen als infektiöses Virus bis zu sieben Tage lang nachweisbar bleiben.

In der näheren Umgebung von COVID-19-Patienten in Krankenhäusern wird die RNA des SARS-CoV-2 im Vergleich zu Oberflächen außerhalb der Patientenzimmer häufiger nachgewiesen. Doch ob infektiöses SARS-CoV-2 in einer relevanten Menge auf verschiedenen Oberflächen in der Öffentlichkeit nachgewiesen werden kann, wenn nur eine kurze Exposition gegenüber asymptomatischen COVID-19-Fällen vorliegt, ist derzeit nicht bekannt.

4.8. Haustiere

Frettchen und Katzen gelten im Vergleich zu Hunden als anfälliger für SARS-CoV-2 [92]. Eine Virusübertragung zwischen Katzen wurde bereits beobachtet. Von sechs Katzen ohne bisherigen Kontakt zu SARS-CoV-2, die jeweils einer mit SARS-CoV-2-geimpften Katze ausgesetzt waren, trat bei zwei Katzen eine Übertragung auf [92].

Dies weist darauf hin, dass Katzen das Virus auf andere Katzen übertragen können. Derzeit gibt es jedoch keine Belege für eine Übertragung von SARS-CoV-2 von Katzen auf den Menschen. Eine gesicherte

Übertragung des SARS-CoV-2 von anderen Haustieren auf Menschen wurde bislang ebenfalls nicht beschrieben [93].

 Eine Übertragung des SARS-CoV-2 von Haustieren auf den Menschen ist sehr unwahrscheinlich.

4.9. Virusträger ohne Symptome

Asymptomatische Coronavirus-Infektionen wurden schon vor CO-VID-19 beschrieben [94]. Sie bilden zusammen mit der präsymptomatischen Ausbreitung eine potenzielle Quelle für COVID-19-Infektionen, die in einem sozialen oder nosokomialen Kontext erworben wurden [95-101]. Im Februar 2020 wurden für China insgesamt 44 672 bestätigte Fälle gemeldet, 1,2 % dieser Fälle waren asymptomatisch [102]. Weitere Daten aus China, die auf strengeren Tests von Kontaktpersonen beruhen, legen in einer kleinen Kohorte von 166 Neuerkrankungen einen Anteil von 78 % als asymptomatische Fälle nahe [103]. Unabhängig von ihrer Häufigkeit werden asymptomatische Träger als wichtig für die Übertragung der Krankheit angesehen [104].

Eine Übersicht zum Anteil an Personen in COVID-19-Kohorten, die zum Probezeitpunkt asymptomatisch waren und als Quelle für eine Übertragung in Betracht kommen, findet sich in Tabelle 7.

Bei hospitalisierten Patienten waren zwischen 5,0 % und 27,8 % der COVID-19-Fälle asymptomatisch, bei Mitarbeitern einer Universitätsklinik lag der Anteil bei 57,7 %, bei Bewohnern einer Langzeitpflegeeinrichtung bei 56,5 %. In Familienclustern lag der Anteil zwischen 25 % und 57,1 %. Bei den aus Wuhan evakuierten japanischen Staatsangehörigen waren es 30,8 % der 13 Fälle, bei den deutschen Staatsangehörigen waren es beide gefundenen Fälle (100 %). An Bord eines Kreuzfahrtschiffes wurden in 50,5 % der Fälle asymptomatische Träger festgestellt. Der verzögerungsbereinigte asymptomatische Anteil betrug jedoch nur 17,9 %. Bei 171 Kindern in China lag der Anteil asymptomatischer Fälle bei 15,5 %. In Island wurden 3,6 % der Allgemeinbevölkerung (13 080 von 364 000) untersucht und 100 Personen (0,8 %) mit einem Anteil von 43 % asymptomatischen Trägern positiv getestet. Bei Einwohnern mit hohem Infektionsrisiko betrug der Anteil asymptomatischer Fälle nur 7 %.

Art der Kohorte [Quelle]	Positive SARS-CoV-2-Tests	Anteil asymptomatischer Fälle (Anzahl)
262 hospitalisierte COVID-19-Patienten in Peking [105]	262	5,0 % (13)
Erste 28 Fälle in Südkorea [106]	28	10,7 % (3)
81 hospitalisierte COVID-19-Patienten in Wuhan [107]	81	18,5 % (15)
36 hospitalisierte COVID-19-Patienten in Zhejiang [108]	36	27,8 % (10)
957 Mitarbeiter am Universitätsklinikum Münster [109]	52	57,7 % (30)
76 Bewohner einer Langzeitpflegeeinrichtung [110]	23	56,5 % (13)
9 Familienmitglieder [111]	8	25 % (2)
7 Familienmitglieder [112]	7	57,1 % (4)
565 aus Wuhan evakuierte Japaner [33]	13	30,8 % (4)
114 aus Wuhan evakuierte Deutsche [32]	2	100 % (2)
3 063 Passagiere und Crewmitglieder eines Kreuzfahrtschiffes [31]	634	50,5 % (320)
1 391 Kinder mit Kontakt zu COVID-19-Fällen (bestätigte Fälle oder Verdachtsfälle) [113]	171	15,5 % (27)
9 199 Einwohner Islands mit erhöhtem Risiko für COVID-19 [30]	1 221	7 %*
13 080 repräsentative Einwohner Islands [30]	100	43 %*

Tabelle 7: Anteil an Personen in verschiedenen COVID-19-Kohorten, die zum Probezeitpunkt asymptomatisch waren; *keine absolute Anzahl bekannt.

Je nach untersuchter Personengruppe sind zwischen 5 % und 100 % der COVID-19-Fälle zum Zeitpunkt der Diagnose ohne Symptome.

Zum Vergleich lag die Nachweisrate asymptomatischer Influenzavirusträger (völliges Fehlen von Symptomen) zwischen 5,2 % und 35,5 % und der leichten Fälle (Krankheit, die die Kriterien für eine akute respiratorische oder grippeähnliche Erkrankung nicht erfüllte) zwischen 25,4 % und 61,8 % [114]. Bei 1 010 MERS-Fällen war ein Anteil von 9,5 % asymptomatisch [94].

Anzahl asymptomatischer Fälle zum Diagnosezeitpunkt [Quelle]	Dauer der Beobachtung	Weiterhin asymptomatische Fälle*	Hinweise zu den Patienten, die Symptome entwickelten
24 [115]	5 – 21 Tage	29,2 % (7)	70,8 % mit leichten Symptomen innerhalb von 1 – 3 Tagen nach Diagnosestellung
55 [118]	Unbekannt	0	96,4 % mit leichten Symptomen, 3,6 % mit schwerer Lungenentzündung; Symptome innerhalb von 1 – 7 Tagen nach Diagnosestellung
1** [119]	17 Tage	1***	Keine

Tabelle 8: Klinischer Verlauf asymptomatischer COVID-19-Fälle nach der Diagnose (SARS-CoV-2-RNA Nachweis); *keine Symptome oder radiologische Veränderungen; **Kind im Alter von sechs Monaten; ***einmaliger Anstieg der Temperatur auf 38,5 °C.

Nachuntersuchungen zeigen jedoch, dass die Mehrzahl der ursprünglich getesteten asymptomatischen COVID-19-Fälle im Laufe der Zeit moderate, aber nachweisbare klinische Symptome entwickelte (70,8 % - 100 %) und daher als präsymptomatisch angesehen werden sollte (Tabelle 8).

Nur bei einer kleinen Gruppe asymptomatischer Patienten zeigten sich im Verlauf keine Symptome oder radiologische Befunde, sie wurden jedoch bis zu 29 Tage als potenziell infektiös beschrieben [115]. Bemerkenswerterweise können Patienten mit negativem PCR-Ergebnis vor der Entlassung auch wieder vorübergehende asymptomatische Träger werden. Ein Patient wurde beispielsweise während der zwei-wöchigen Quarantäne nach der Entlassung erneut positiv auf SARS-CoV-2 getestet [116]. Zwei Mitarbeiter des Gesundheitswesens wurden ebenfalls im Verlauf von acht bis zehn Tagen nach der Entlassung immer wieder schwach positiv auf COVID-19 getestet [117]. Die Bedeutung schwach positiver PCR-Ergebnisse zur Bewertung der Infektiosität ist jedoch umstritten.

 Die Mehrzahl der ursprünglich getesteten asymptomatischen COVID-19-Fälle entwickelt innerhalb weniger Tage Symptome.

5. OFFIZIELLE ZIELE DER MAßNAHMEN ZUR EINGRENZUNG IN DEUTSCHLAND

5.1. Überforderung des Gesundheitssystems vermeiden

Bereits am 19. März 2020 gab das RKI als Ziel der Maßnahmen an, die Verbreitung der Erkrankung in Deutschland so gut wie möglich zu verlangsamen, die Erkrankungswelle auf einen längeren Zeitraum zu strecken und damit auch die Belastung der Gesundheitseinrichtungen am Gipfel so zu gestalten, dass sie leichter zu bewältigen sind. Diese Handlungsrationale der Verlangsamung („slowdown of virus spread") hat zum Ziel, Kapazitätsengpässe in der intensivmedizinischen Versorgung durch eine hohe Zahl an Erkrankten mit längerer Liegedauer zu vermeiden [120]. Ähnlich äußerte sich Kanzlerin Merkel am 2. April 2020. Die Überforderung des Gesundheitssystems sei zu vermeiden, da die Behandlung schwerer COVID-19-Fälle auf Intensivstationen deutlich mehr als zwei Wochen dauere [121].

Dieses gesellschaftliche Ziel, eine zu große Anzahl schwer kranker Patienten zu verhindern, die auf Intensivstation beatmet werden müssen, ist ein gut nachvollziehbares Ziel, für das die Mehrzahl der Menschen sicher bereit ist, Einschränkungen im Alltag in Kauf zu nehmen. Doch schon in der ersten Aprilhälfte zeichnete sich ab, dass viele Betten auf Intensivstationen zum Glück nicht für COVID-19-Patienten benötigt wurden, da die Neuerkrankungsrate insgesamt rückläufig war [122]. Da das Ziel nun erreicht war, hätte es auf dieser Grundlage bereits Spielraum geben können, einzelne Maßnahmen sowie die eingeschränkten Grundfreiheiten der Menschen mindestens teilweise aufzuheben. Laut RKI besteht jedoch die Notwendigkeit der Aufrechterhaltung von Maßnahmen zur Eindämmung der Pandemie weiterhin, da noch immer von keiner nennenswerten Immunität in der Bevölkerung auszugehen ist. Eine unkontrollierte Lockerung der Maßnahmen und eine Rückkehr zu „prä-Pandemie-Verhalten" würde laut RKI somit zu einem erneuten Anstieg der täglichen Fallzahlen und einer Annäherung der effektiven Reproduktionszahl an die Basisreproduktionszahl führen [123].

5.2. Verdopplungszeit > 14 Tage

Am 1. April 2020 verkündete Kanzlerin Merkel als Ziel, die Verdopplungszahl neuer Infektionen auf zehn Tage zu verlangsamen [124]. Bereits einen Tag später wurde das Ziel auf 14 Tage verlängert [121]. Erstmals wurde hiermit kein gesellschaftliches Ziel in den Fokus gerückt („keine Überforderung des Gesundheitssystems"), sondern eine bestimmte epidemiologische Kennziffer als Ziel der Maßnahmen ausgegeben.

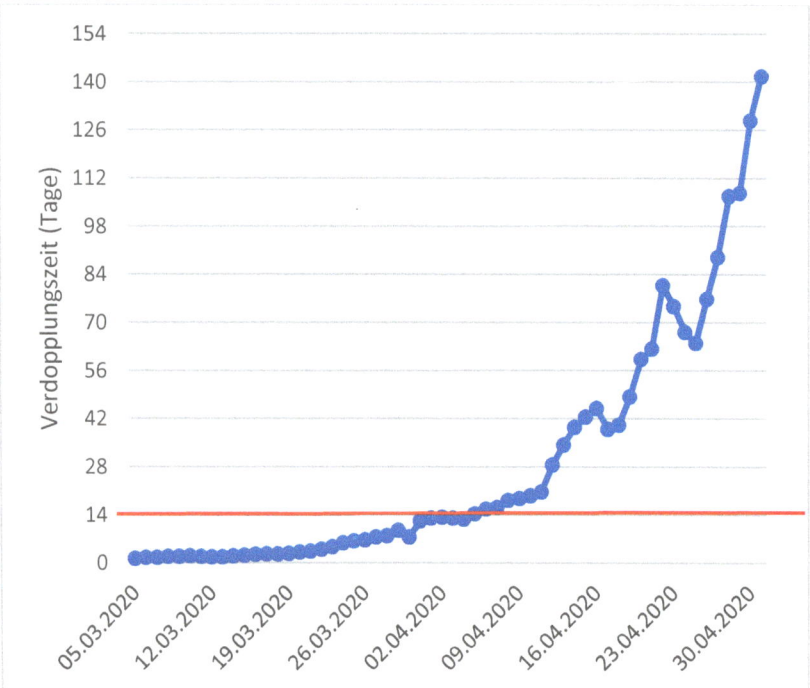

Abbildung 8: Verdopplungszeit von COVID-19-Fällen in Hamburg zwischen dem 5. März 2020 (erste Berechnung) und dem 1. Mai 2020; Zielmarke „14 Tage" hervorgehoben; Daten von [125].

Für Abbildung 8 wurden die offiziellen Zahlen der Verdopplungszeiten für Hamburg verwendet. Laut RKI wurde dazu für jedes Datum ein Wachstumswert auf Basis der Infektionszahlen der vorangegangenen fünf Tage errechnet. So wird der Einfluss von Schwankungen minimiert, die sich etwa durch geringere Meldezahlen an Wochenenden ergeben. Mit Hilfe dieses Wachstumswertes wird die Zeit ermittelt, innerhalb derer sich bei einer Fortsetzung der Epidemie mit gleichbleibendem Wachstumswert die Fallzahlen verdoppeln würden [125].

Hier zeigt sich deutlich, dass die Verdopplungszeit in Hamburg seit dem 5. April 2020 ohne Unterbrechung > 14 Tage ist, seit dem 1. Mai sogar bei mehr als 140 Tagen liegt. Das Ziel von > 14 Tage ist auch mit dieser Kenngröße bereits in der ersten Aprilhälfte erreicht. Doch die eingeschränkten Grundfreiheiten der Bürger wurden in der Folge nur wenig angepasst.

5.3. Reproduktionszahl < 1

Die Basisreproduktionszahl R0 gibt in der Infektionsepidemiologie an, wie viele andere Menschen ein Infizierter ohne Gegenmaßnahmen durchschnittlich ansteckt, wenn niemand immun ist. Die Angaben für das neuartige Coronavirus gehen bei einer ungebremsten Ausbreitung von Werten zwischen zwei bis etwas über drei aus. Die effektive Reproduktionszahl R gibt an, wie viele andere Personen ein Infizierter ansteckt, nachdem Maßnahmen zur Eindämmung des Virus ergriffen wurden oder ein Teil der Population bereits immun ist.

Um R zu schätzen, wird zunächst die mittlere Zeitspanne vom Erkrankungsbeginn einer Person bis zum Erkrankungsbeginn der von ihr angesteckten Person berechnet. Diese Zeit schätzt das RKI derzeit auf vier Tage. Um R zu berechnen, wird nun die durch das Nowcasting geschätzte Zahl der Neuinfektionen innerhalb der letzten vier Tage durch die Zahl der Neuinfektionen innerhalb der vier Tage davor dividiert.

Wie bereits in Abbildung 2 dargestellt wurde, befand sich R am 21. März 2020 erstmals unter 1 und hat sich seitdem mehr oder weniger um den Wert von 1 bewegt. Seit dem 7. April wird R im täglichen Bericht des RKI angegeben. Bis zum 1. Mai hat sich der Wert in einem Korridor zwischen 0,7 und 1,3 bewegt (Abbildung 9).

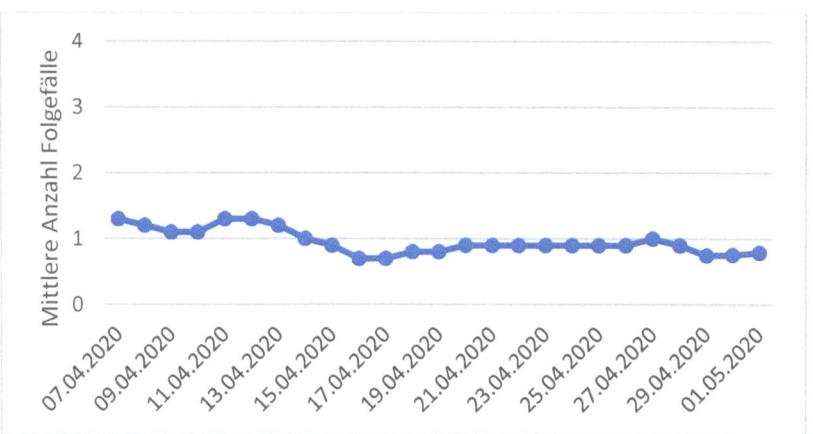

Abbildung 9: Reproduktionszahl R im April 2020 auf Basis der täglichen Situationsberichte des RKI.

5.4. Verfolgung jeder Infektionskette

Am 30. April 2020 wurde von Kanzlerin Merkel berichtet, dass es ein neues Ziel gibt [126]: "Das Ziel ist, wie am Anfang jede Infektionskette wieder zu verfolgen."

Es ist schon erstaunlich, wie sich das Ziel der Maßnahmen in so kurzer Zeit immer wieder geändert hat, die Einschränkung wichtiger Grundfreiheiten jedoch nur wenig an bereits erreichte Ziele angepasst wurde. Die Krankenhäuser sind nicht überlastet, die Fallzahlen rückläufig, der R-Wert seit Wochen um 1. Für viele Bürger wäre es verständlicher gewesen, dass bei einem klar erreichten Ziel mutige Schritte zurück in die Normalität beschlossen worden wären. Man wird aber den Eindruck nicht los, dass ganz schnell ein neues Ziel verkündet wird, sobald das bisherige erreicht ist. Was wird kommen, wenn das Ziel, jede Infektionskette verfolgen zu können, auch erreicht ist? Wird dann das Ziel sein, keine Neuinfektionen mehr in Deutschland zu haben? Und bleiben bis dahin viele der Beschränkungen bestehen?

 Das ausgegebene Ziel der Maßnahmen wurde im Verlauf der Pandemie in Deutschland immer wieder geändert.

Hier erkennt man auch, dass es durchaus sich widersprechende Interessen sein können, wenn man einerseits eine Durchseuchung der Bevölkerung von 60 % bis 80 % als potenziell hilfreich ansieht („Herdenimmunität aufbauen"), andererseits viele Maßnahmen beschließt, die eine solche Durchseuchung verzögern oder sogar verhindern.

6. MAßNAHMEN ZUR EINGRENZUNG DER COVID-19-PANDEMIE

Bereits vor Beginn der COVID-19-Epidemie in Deutschland wurde immer wieder darauf hingewiesen, wie wichtig es ist, zu Personen mit Anzeichen einer Atemweginfektion Abstand zu wahren, sich immer wieder die Hände zu waschen, die Niesetikette einzuhalten und Hand-Gesicht-Kontakte zu vermeiden. Nachfolgend werden nun einzelne Maßnahmen im Detail beschrieben. Diese werden teilweise im Gesundheitswesen routinemäßig vom Personal angewendet und vom RKI oder der WHO für die Patientenversorgung in bestimmten Situationen empfohlen. Deshalb werden nachfolgend die Empfehlungen wie auch der Nutzen und die Risiken sowohl für das Personal im Gesundheitswesen als auch die Allgemeinbevölkerung betrachtet.

7. HÄNDEWASCHEN

Am 11. März 2020 rief die Kanzlerin zur Solidarität auf. Die Gesellschaft müsse zusammenhalten und die Gefahr durch das Virus nicht verharmlosen. Jeder könne etwas dazu beitragen, indem man sich gründlich die Hände wäscht, Menschenmengen möglichst vermeidet und sich statt eines Handschlags „lieber eine Sekunde länger in die Augen guckt und lächelt" [127]. Das Waschen der Hände galt bereits in der Frühphase der Pandemie als eine der wichtigen Maßnahmen zur Eingrenzung neuer Infektionen.

7.1. Empfehlung des RKI

Gesundheitswesen

Mitarbeiter sollten sich vor Arbeitsbeginn, nach Arbeitsende, nach dem Toilettengang und bei sichtbarer Verschmutzung die Hände waschen. Händewaschungen sind auf das notwendige Minimum zu beschränken [128].

Allgemeinbevölkerung

Hier wird das gründliche Waschen der Hände mit Wasser und Seife empfohlen, selbst für nicht-medizinische Einsatzkräfte [129].

7.2. Empfehlung der WHO

Gesundheitswesen

Die Hände sollten grundsätzlich immer dann mit Wasser und Seife gewaschen werden, wenn diese sichtbar mit Blut oder anderen Körperflüssigkeiten verschmutzt sind, wenn eine Kontamination der Hände mit sporenbildenden Bakterien wahrscheinlich ist bzw. nach dem Toilettengang [130].

Allgemeinbevölkerung

Die WHO empfiehlt im Rahmen der Coronavirus-Pandemie, die Hände oft zu dekontaminieren („perform hand hygiene frequently"). Lebenssituationen, in denen die Durchführung besonders sinnvoll sein könnte, werden jedoch nicht beschrieben. Zur Händewaschung wird außerdem geraten, wenn sie sichtbar verschmutzt sind [131].

7.3. Wirkung

Durch das Händewaschen mit Wasser und Seife werden Verschmutzungen von den Händen entfernt. Auch ein Teil der vorübergehend vorhandenen Bakterien, Hefepilze und Viren wird auf diesem Weg abgespült. Die Mehrzahl der Studien zeigt an, dass eine Reduktion der Bakterien, Hefepilze und Viren um ca. zwei $\log_{10}$-Stufen erreicht werden kann [132].

7.4. Nutzen

Der Hauptnutzen der Händewaschung ist die deutliche Reduktion von möglichen Bakterien, Hefepilzen oder Viren, die während bestimmter Kontakte im öffentlichen Raum auf die Hände gelangt sein könnten, aber nicht zur natürlichen Flora der Hände gehören. Deshalb sollte man sich, unabhängig von der Coronavirus-Pandemie und den jährlichen Grippewellen, grundsätzlich die Hände waschen, wenn man aus dem öffentlichen Raum nach Hause kommt oder am Arbeitsplatz ankommt. Das ist auch in der Zeit der Coronavirus-Pandemie nicht neu. Häufiges Händewaschen (mehr als zehnmal pro Tag) war während der SARS-Epidemie in Hong Kong einer von mehreren Faktoren, dem ein schützender Effekt zugesprochen wurde, da es bei SARS-Patienten signifikant seltener durchgeführt wurde im Vergleich zu Kontrollpersonen (18,4 % versus 33,7 %) [133]. Danach wurde festgestellt, dass auch bei Personen in Peking SARS signifikant seltener zu finden war, die sich regelmäßig nach dem Nachhausekommen die Hände wuschen (32 % versus 83 %) [134].

7.5. Risiken

Das Waschen der Hände birgt kaum Gefahren und ist auch für Kinder leicht erlernbar [135]. Selbst wenn man nach dem Abspülen mit nassen Händen die Augen reibt, bringt man lediglich Wasser auf die Bindehaut. Das häufige Waschen der Hände beansprucht die Haut und kann zu trockener oder rissiger Haut führen. Deshalb wird dazu geraten, tagsüber und vor allem abends vor dem Zubettgehen die Hände mit einer Creme oder Lotion zu pflegen [136]. Langfristig kann durch übertriebenes Händewaschen zwanghaftes Verhalten gefördert werden.

7.6. Nutzen-Risiko-Bewertung

Gesundheitswesen

Im Gesundheitswesen überwiegen die Risiken für das Händewaschen als Standardmaßnahme zur Händehygiene, da es im Vergleich zur Händedesinfektion weniger wirksam ist, länger dauert und die Haut mehr schädigen kann. Deshalb wird es hier nur in ausgewählten Situationen empfohlen.

Allgemeinbevölkerung

Für die Allgemeinbevölkerung weist die Händewaschung im Vergleich zur Händedesinfektion mehr Nutzen als Risiken auf und sollte deshalb die Methode der Wahl sein, um die Hände zu dekontaminieren. Die im Vergleich zur Händedesinfektion geringere Wirksamkeit gegenüber Bakterien, Hefepilzen und Viren wird als ausreichend betrachtet, da im öffentlichen Raum nicht mit so einer starken Kontamination der Hände zu rechnen ist wie direkt am Patienten. Das Risiko einer Hautirritation ist zwar vorhanden, jedoch in der Regel durch Hautpflege beherrschbar.

 Das Händewaschen ist die Methode der Wahl für die Allgemeinbevölkerung, um die Hände zu dekontaminieren, beispielsweise nach der Rückkehr aus dem öffentlichen Raum.

8. HÄNDE DESINFIZIEREN

Man unterscheidet grundsätzlich die hygienische von der chirurgischen Händedesinfektion [128]. Bei der hygienischen Händedesinfektion verreibt der Anwender 2 – 3 Milliliter des Produkts auf beiden Händen, sodass diese ca. 30 Sekunden benetzt sind. Ziel dieser Behandlung ist es, die nur vorübergehend vorhandene Hautflora stark zu reduzieren, um keine Krankheitserreger über die Hände auf den nächsten Patienten zu übertragen. Die chirurgische Händedesinfektion erfolgt typischerweise vor einer Operation und dauert meist 1,5 Minuten. Dabei werden zwischen sechs und 12 Milliliter des Produkts verrieben. Sie soll verhindern, dass während der Operation Bakterien von den Händen durch unbemerkte Handschuhperforationen in das Operationsgebiet gelangen und auf diesem Weg eine Wundinfektion beim Patienten auslösen können.

Die im Rahmen der COVID-19-Pandemie teilweise empfohlene und durchgeführte Händedesinfektion ist also eine hygienische Händedesinfektion. Nachfolgend wird der Einfachheit halber nur noch von „Händedesinfektion" gesprochen.

8.1. Zusammensetzung von Händedesinfektionsmitteln

Produkte zur Händedesinfektion enthalten in der Regel einen oder mehrere Alkohole wie Ethanol, n-Propanol bzw. iso-Propanol. Die Gesamtkonzentration für Präparate im Gesundheitswesen beträgt oft zwischen 75 % und 85 %. Diese Konzentration ist erforderlich, um die Wirksamkeitsanforderungen gegenüber Bakterien mit einer Anwendungsdauer von 30 Sekunden zu erfüllen. Zahlreiche Lösungen oder Gele zur Händedesinfektion aus Drogerien und Apotheken enthalten niedrigere Konzentrationen an Alkohol, meist zwischen 59 % und 63 %. Einzelne Produkte finden sich mit höherem Wirkstoffgehalt wie 85 % [137]. Gegenüber behüllten Viren wie den Coronaviren sind auch Präparate mit niedrigerem Alkoholgehalt in 30 Sekunden wirksam.

Darüber hinaus sind vielen Präparaten Hautpflegesubstanzen zugesetzt, da die Alkohole die Haut austrocknen können [138, 139]. Einige Produkte beinhalten weiterhin antimikrobielle nicht-flüchtige Wirkstoffe, die auf der Haut verbleiben, wenn der Alkohol und das Wasser verdunstet sind. Beispiele für solche Wirkstoffe sind Chlorhexidindigluconat, Benzalkoniumchlorid, Octenidindihydrochlorid, Didecyldimethylammoniumchlorid, Polihexanid oder Mecetronumetilsulfat [140]. Diese zeigen unter Anwendungsbedingungen keinen wesentlichen Beitrag zur Wirksamkeit, können aber, je nach Substanz, Allergien auslösen, die Haut leicht reizen oder die Bildung von Toleranzen und Resistenzen bei Bakterien fördern [140]. Deshalb werden alkoholische Händedesinfektionsmittel mit diesen zusätzlichen Wirkstoffen nicht für das Gesundheitswesen empfohlen [128].

Manche Hersteller bieten getränkte Tücher zur Händedesinfektion an. Diese können auf der Wirkstoffbasis von Benzalkoniumchlorid (0,5 % oder 0,52 %), Ethanol (45 %) oder der Kombination aus Alkoholen (2 235 mg pro Tuch) und Mecetronumetilsulfat (5,96 mg pro Tuch) sein [137]. Hier gilt es zu berücksichtigen, dass mit Alkohol getränkte Tücher deutlich schlechter wirksam sind als alkoholische Lösungen, da nur ein Teil der Lösung auf die Hände gelangt und die vollständige Benetzung beider Hände dadurch schwerer erreicht werden kann [141].

Im Rahmen der COVID-19-Pandemie ist es auch in Deutschland in einigen Bereichen zu Engpässen bei der Versorgung mit Händedesinfektionsmitteln gekommen. Zur Beseitigung des Mangels an Produkten zur hygienischen Händedesinfektion hat in der Folge die Bundesanstalt für Arbeitsschutz und Arbeitsmedizin (BAuA) als zuständige Behörde für Biozidprodukte eine Allgemeinverfügung erlassen [142]. Danach sind vier Rezepturen für die Patientenversorgung geeignet, da sie in 30 Sekunden ausreichend wirksam sind. Vier weitere Rezepturen mit niedrigerem Wirkstoffgehalt können in anderen Bereichen verwendet werden, wenn eine Händedesinfektion erforderlich sein sollte, da sie nach heutigem Kenntnisstand ausreichend stark gegen Coronaviren wirksam sind [143, 144].

8.2. Empfehlungen des RKI

Gesundheitswesen

Für Mitarbeiter in der Patientenversorgung wird die Händedesinfektion in gleicher Weise und mit den gleichen Indikationen empfohlen, wie es seitens der WHO seit 2009 geschieht [128]. Im deutschsprachigen Raum war jedoch die Händedesinfektion bereits seit Jahrzehnten Standard im Gesundheitswesen [145].

Allgemeinbevölkerung

Im Rahmen der Coronavirus-Pandemie wird den Bürgern „eine gute Händehygiene" empfohlen [146]. Der Fokus liegt jedoch ganz klar beim Händewaschen. Auf der Homepage „infektionsschutz.de" wird zum Schutz vor Coronaviren unter anderem das regelmäßige und ausreichend lange Waschen der Hände mit Wasser und Seife empfohlen [147]. Die Händedesinfektion wird hier nicht empfohlen.

8.3. Empfehlung der WHO

Gesundheitswesen

In der Patientenversorgung sind Händedesinfektionsmittel weltweit der Goldstandard, um die Übertragung von Bakterien einschließlich multiresistenten Bakterien, Hefepilzen und ausgewählten Viren von den optisch sauberen, vorübergehend kontaminierten Händen auf die Patienten zu übertragen [130]. Sie werden dem Waschen der Hände mit Wasser und Seife vorgezogen. Das liegt an der besseren antimikrobiellen Wirksamkeit, der besseren Hautverträglichkeit und der kürzeren Dauer der Durchführung [130]. Dieser Grundsatz gilt unverändert während der Coronavirus-Pandemie [148].

Allgemeinbevölkerung

Hier wird den Menschen von der WHO empfohlen, die Hände oft zu dekontaminieren („perform hand hygiene frequently"). Lebenssituationen, in denen die Durchführung besonders sinnvoll sein könnte, werden leider nicht beschrieben. Eine Händedesinfektion sollte von den Menschen vorzugsweise dann durchgeführt werden, wenn die Hände sauber sind [131].

8.4. Wirkung

Alkoholische Händedesinfektionsmittel sind innerhalb von 30 Sekunden stark gegenüber Bakterien, Hefepilzen und behüllten Viren wirksam. Die Mehrzahl der Studien zeigt an, dass in dieser Anwendungsdauer eine Reduktion um ca. vier bis fünf $\log_{10}$-Stufen erreicht werden kann [149].

8.5. Nutzen

Gesundheitswesen

Die Händedesinfektion ist in der Patientenversorgung der Goldstandard, um auf optisch sauberen Händen Bakterien, Hefepilze und behüllte Viren deutlich zu reduzieren. Wenn die Händedesinfektion in ausgewählten Situationen durchgeführt wird, kann dadurch die Rate an im Krankenhaus erworbenen Infektionen deutlich reduziert werden [150]. Das ist ein echter Gesundheitsnutzen für den Patienten. Im Gegensatz zum öffentlichen Raum gibt es im Gesundheitswesen klar definierte Situationen, in denen eine Händedesinfektion von den Mitarbeitern durchgeführt werden sollte: vor Patientenkontakt, vor aseptischen Tätigkeiten (z.B. dem Legen einer Kanüle), nach Kontakt mit der unmittelbaren Patientenumgebung, nach Kontakt mit potenziell infektiösem Material (z.B. Eiter) und nach Patientenkontakt [151].

Allgemeinbevölkerung

Der Gesundheitsnutzen der Händedesinfektion für die Allgemeinbevölkerung ist im Rahmen der COVID-19-Pandemie insgesamt fraglich. Zwei Argumente sprechen erst einmal für die Händedesinfektion. Händedesinfektionsmittel sind bei korrekter Anwendung gut wirksam gegen Coronaviren und deshalb sicher geeignet, die Hände im Fall einer Kontamination weitestgehend frei von dieser viralen Kontamination zu machen [143, 144]. Darüber hinaus ist die Händedesinfektion für die Haut weniger schädigend als das Waschen der Hände mit Wasser und Seife. Doch es gibt auch Nachteile der Anwendung. Ein wesentlicher Nachteil ist, dass es keine konkreten Indikationen für ihre Anwendung im täglichen Leben gibt (in welcher Situation soll ich das Produkt anwenden?).

8.6. Risiken

Gesundheitswesen

Die Anwendung alkoholischer Händedesinfektionsmittel durch Mitarbeiter im Gesundheitswesen ist mit nur wenigen Risiken verbunden. Je nach Zusammensetzung der Rezeptur können trotz der Hautpflegesubstanzen Hautirritationen auftreten, insbesondere bei sehr häufiger Anwendung. Doch sind die Präparate im Vergleich zum Waschen der Hände mit Wasser und Seife besser hautverträglich. Sehr selten können Allergien gegen einen oder mehrere Inhaltsstoffe auftreten [136].

In sehr seltenen Fällen konnten sich die alkoholnassen Hände der Mitarbeiter entzünden, wenn das Produkt nicht bis zum Trocknen verrieben wurde und anschließend beispielsweise Streichhölzer angezündet wurden [152].

Im März und April 2020 wurde berichtet, dass sich Kliniken und Arztpraxen nur noch schwer kommerziell hergestellte Händedesinfektionsmittel mit einer ausreichenden Wirksamkeit in 30 Sekunden beschaffen konnten. Dadurch es kam tatsächlich zu Engpässen in der Patientenversorgung, was vor allem durch die deutlich gestiegene Anwendung durch Privatpersonen und Firmen erklärt wurde [153]. In der Folge hat die Bundesanstalt für Arbeitsschutz und Arbeitsmedizin (BAuA) als die zuständige Behörde für Biozidprodukte wegen der Gefahr der öffentlichen Gesundheit eine Allgemeinverfügung erlassen, nach der bestimmte Biozidprodukte auf Alkoholbasis eine vorübergehende Zulassung (maximal 180 Tage) erhalten, obwohl sie die Voraussetzungen für die Erteilung einer Zulassung nicht erfüllen [154]. Zwei dieser Rezepturen wurden interessanterweise bereits 2009 von der WHO beschrieben und waren ursprünglich zur örtlichen Produktion für Länder mit begrenzten Ressourcen oder für abgelegene Regionen gedacht, in denen der Zugang zu Waschbecken, sauberem Wasser oder Handtüchern begrenzt ist [130]. Über Jahre fand sich ihre Anwendung vor allem in einigen Ländern Afrikas und Asiens [155, 156]. Nun wurden diese Rezepturen durch den großen Mangel vorübergehend in Deutschland verkehrsfähig.

Allgemeinbevölkerung

Wenn Erwachsene im Alltag alkoholische Händedesinfektionsmittel anwenden, ist das nur mit wenigen Risiken verbunden. Das Potenzial für Hautirritation ist insgesamt gering und in jedem Fall niedriger im Vergleich zum Waschen mit Wasser und Seife. Insbesondere Kinder könnten sich mit noch alkoholnassen Händen die Augen reiben, was zu einer starken Reizung der Bindehaut führen kann. Deswegen ist grundsätzlich darauf zu achten, dass das Produkt so lange verrieben wird, bis sich beide Hände wieder trocken anfühlen. Wenn ein alkoholisches Händedesinfektionsmittel verwendet wird, in dem weitere Wirkstoffe enthalten sind, können diese, je nach Substanz, die Bildung von Toleranzen oder Resistenzen bei Bakterien fördern und somit die allgemeine Entwicklung zu mehr Antibiotikaresistenzen verstärken. In der EU infizieren sich jährlich ca. 671 689 Menschen mit multiresistenten Bakterien, die Mehrzahl von ihnen im Gesundheitswesen (63,5 %). Bei 33 110 dieser Patienten führt die Infektion zum Tod [157]. Deshalb sollten diese Wirkstoffe nicht für Anwendungen vergeudet werden, in denen sie keine zusätzliche Wirkung entfalten, wie beispielsweise als Zusatz in alkoholischen Händedesinfektionsmitteln [140].

Manche Hersteller bieten getränkte Tücher zur Händedesinfektion an, z. B. auf Basis von Benzalkoniumchlorid. Von diesem Wirkstoff ist bekannt, dass dieser eher langsam wirkt, teilweise auf der Haut verbleibt und in niedrigen Konzentrationen bei vielen Bakterienarten Toleranzen auslösen kann [158]. Im Vergleich einer Nutzen-Risiko-Bewertung schneiden Tücher darüber hinaus schlecht ab, wenn man sie mit alkoholischen Händedesinfektionsmitteln ohne weitere Wirkstoffzusätze vergleicht.

8.7. Nutzen-Risiko-Bewertung

Schauen wir uns einige Alltagssituationen an, in denen zurzeit häufiger die Hände desinfiziert werden. Es gibt Menschen, die sich beispielsweise im Zug etwa alle 30 Minuten die Hände desinfizierten, obwohl sie ihren Platz nicht verließen und in der unmittelbaren Umgebung keine niesenden oder hustenden Menschen waren. Wie sinnvoll ist diese Anwendung? Hat sie einen Gesundheitsnutzen für den Anwender? Wie wahrscheinlich ist es, dass von irgendwo im Zugabteil ausreichend viele Coronaviren auf die eigenen Hände fallen, so dass in der Folge beim Berühren der eigenen Schleimhaut im Gesicht eine Infektionsgefahr für die Person entstehen könnte?

Im Supermarkt gibt es Kunden, die sich vor und nach dem Einkauf die Hände desinfizieren. Doch wie wahrscheinlich ist es, dass am Einkaufswagen oder an den Artikeln so viele Coronaviren waren, dass durch den Kontakt mit den Händen und dem späteren Berühren der eigenen Nasenschleimhaut eine Infektionsgefahr für die Person entstehen könnte? Insbesondere, wenn momentan nur noch solchen Kunden Eintritt in den Laden gewährt wird, die eine Mund-Nasen-Bedeckung tragen.

Eine Verkäuferin beim Bäcker hat sich nach jedem Verkauf und dem Berühren von Broten, Brötchen und Papiertüten hinter dem Tresen die Hände desinfiziert. Sie arbeitet mit großem Sicherheitsabstand zu den Kunden und hinter Plexiglas. Wie wahrscheinlich ist es also, dass sich nach dem Berühren der eigenen Backwaren so viele Coronaviren auf den eigenen Händen befinden, dass davon beim Berühren der eigenen Nasenschleimhaut eine Infektionsgefahr für die Verkäuferin ausgehen könnte? Und wo sollen die Coronaviren herkommen?

Ein gesundheitlicher Nutzen ist bei vielen der beobachteten Händedesinfektionen durch besorgte Mitmenschen im Alltag nicht erwarten. Es ist jedoch schwer, Situationen im Alltag zu beschreiben, in denen ein Gesundheitsnutzen durch die Händehygiene erwartet werden kann, sei es als Händewaschung oder als Händedesinfektion. Drei Beispiele sind nachfolgend beschrieben:

- Hände waschen nach der Rückkehr aus dem öffentlichen Raum (Schule, Arbeit, Einkauf, Sport); das sollte ohnehin Standard im Alltag sein; in diesen Situationen ist es in der Regel ausreichend, sich gründlich die Hände zu waschen. Der Nutzen wurde bereits im Rahmen der SARS-Epidemie belegt [134].
- Händehygiene, nachdem mir jemand mit Symptomen einer Atemweginfektion auf die Hände gehustet oder geniest hat (z. B. in der S-Bahn oder im häuslichen Umfeld) [159]; Händewaschen bleibt

erste Wahl, doch kann hier eine Händedesinfektion sinnvoll sein, wenn keine Möglichkeit zum Händewaschen vorhanden ist.

- Sonderfall immunsupprimierte Personen: Beim Zusammenleben mit oder bei der häuslichen Pflege von Personen, die beispielsweise durch Autoimmunerkrankungen, nach oder während intensiver medikamentöser Therapie von Krebserkrankungen oder nach Organ- oder Stammzelltransplantation stark immunsupprimiert sind, ist eine Händedesinfektion durch Mitmenschen vor längerem Kontakt ratsam [160].

Ein infektiologischer Nutzen der Händehygiene ist zu erwarten, also auch der Händedesinfektion. Dabei hat die Händedesinfektion meist eine bessere Hautverträglichkeit als Waschen der Hände mit Wasser und Seife. Gegenüber dem Händewaschen ist der Nutzen vor allem dann zu erkennen, wenn eine Kontamination vermutet wird und keine Möglichkeit zum Händewaschen besteht.

Durch die Händedesinfektion im Alltag ergeben sich bei sachgerechter Anwendung keine unmittelbaren Risiken. Kurzfristig kann es zu einem Mangel an Qualitätsprodukten in Kliniken und Arztpraxen kommen, wenn große Bestände an Händedesinfektionsmitteln von Privatpersonen und Firmen gekauft werden [153]. In dem Fall kann das Infektionsrisiko für Patienten in Krankenhaus und Praxis steigen. Langfristig kann darüber hinaus in Abhängigkeit von der Zusammensetzung des Produkts die Toleranz- und Resistenzbildung bei Bakterien gefördert werden [140]. Angstgetriebenes übermäßiges Reinlichkeitsverhalten kann zwanghaftes Verhalten begünstigen. Sehr selten lassen sich alkoholnasse Hände entzünden, beispielsweise beim Anzünden eines Streichholzes, wenn das Produkt nicht bis zur Trocknung verrieben wird [152].

 Die Händedesinfektion sollte nur in Ausnahmefällen durch die Allgemeinbevölkerung durchgeführt werden, beispielsweise dann, wenn kein Zugang zu einer Waschmöglichkeit besteht, aber die Notwendigkeit zur Händehygiene gegeben ist.

9. HANDSCHUHE ANLEGEN

Medizinische Einweghandschuhe sind Teil der persönlichen Schutzausrüstung für Mitarbeiter in der Patientenversorgung. Immer wieder sind Menschen im Alltag zu sehen, die beispielsweise beim Einkaufen Einweghandschuhe tragen. Vermutlich sind diese Menschen von der Sorge getrieben, dass sie sich durch das Berühren von Flächen wie beispielsweise dem Einkaufswagen mit SARS-CoV-2 infizieren können. Einige Medien und Politiker tragen zu dieser Angst bei, wenn beispielsweise berichtet wird, dass im Landtag in Kiel nach jedem Redner das Pult desinfiziert werden muss oder Personen des öffentlichen Lebens mit Handschuhen gezeigt werden. Einige der neuen „Hygiene-Regeln" können diese Angst weiter verstärken, wenn der Friseur bei einigen Tätigkeiten Handschuhe tragen muss. „Man würde es ja nicht tun, wenn von dieser Fläche keine Gefahr ausgehen würde." In der Folge legen sich somit einige Menschen beim Einkaufen oder im öffentlichen Nahverkehr Handschuhe an.

9.1. Handschuharten

Einweghandschuhe bestehen in der Regel aus Nitril, Vinyl oder Latex. Sie sollen bei Anwendung am Patienten weitestgehend frei von Perforationen sein, eine gute Reißfestigkeit aufweisen, biologisch sicher sein (quasi puderfrei) und mikrobiologisch unbedenklich sein [161].

9.2. Empfehlung des RKI

Gesundheitswesen

Bei vorsehbarem oder wahrscheinlichem Kontakt mit Körpersekreten einschließlich Krankheitserregern sollen von Mitarbeitern Einweghandschuhe getragen werden, sie sollen nur auf vollständig trockenen Händen angelegt werden [128].

Allgemeinbevölkerung

Empfehlungen zum Tragen von Einweghandschuhen wurden im Rahmen der Pandemie nicht ausgesprochen.

9.3. Empfehlung der WHO

Gesundheitswesen

Einweghandschuhe sollen bei erwartbarem Kontakt mit Blut oder anderen potenziell infektiösen Materialien, Schleimhäuten bzw. Wunden angelegt werden. Das Tragen von Handschuhen ersetzt weder das Waschen der Hände noch die Händedesinfektion [130].

Allgemeinbevölkerung

Für Menschen ohne Symptome, die sich im öffentlichen Raum wie Schulen, Einkaufszentren oder Bahnhöfen aufhalten, werden im Rahmen der Coronavirus-Pandemie Handschuhe nicht als erforderlich angesehen [162].

9.4. Nutzen

Gesundheitswesen

Wenn Mitarbeiter Kontakt mit Blut, Sekreten, Schleimhäuten, Wunden oder Körperflüssigkeiten erwarten, kann durch das Tragen der Handschuhe weitestgehend verhindert werden, dass bei direktem Kontakt die Körpersekrete auf die eigenen Hände gelangen. Damit hat der Handschuh eine wichtige Schutzfunktion für den Mitarbeiter selbst, auch wenn ein Teil der Kontamination entweder durch unbemerkte Perforationen oder beim ungeschickten Ablegen der Handschuhe immer noch auf die eigenen Hände kommen kann. Handschuhe bieten deshalb keinen absoluten Schutz. Wenn Mitarbeiter Handschuhe tragen, besteht darüber hinaus auch ein Nutzen für bestimmte Patientengruppen, wie z. B. besonders infektionsgefährdete Patienten (Verbrennungspatienten oder Frühgeborene) [161].

Allgemeinbevölkerung

Ein Gesundheitsnutzen für Menschen im Alltag ist nicht zu erkennen, wenn sie bei normalen Tätigkeiten des täglichen Lebens wie dem Einkaufen Handschuhe anlegen. Eine Kontamination der berührten Flächen mit dem SARS-CoV-2 ist ausgesprochen unwahrscheinlich. Das hat zwei Gründe:

- Die Wahrscheinlichkeit, dass kurz vorher ein unerkannter COVID-19-Patient genau auf diese Fläche geniest oder gehustet hat, ist sehr gering (siehe Kapitel 15). Dann müsste auf dieser Fläche noch eine ausreichend hohe Zahl infektiöser Viren sein, die mit der Berührung auf die eigenen Hände bekommt. Doch hier gibt es schon einen ersten großen Verlust, da nur ein Teil der Viren auf die Hände gelangen würde. Von da aus müssen die Viren in die eigenen Atemwege über die Mund-Nasen-Schleimhaut gelangen. Ohne Hand-Gesicht-Kontakt ist das kaum möglich. Wenn man zuhause angekommen ist, sollte man sich ohnehin gleich die Hände waschen. Die Wahrscheinlichkeit, sich über potenziell kontaminierte Flächen des öffentlichen Raums mit SARS-CoV-2 zu infizieren, ist sehr gering.

- Wenn die kontaminierte Fläche ohne Handschuhe berührt wird, hat man vermutlich einen kleinen Teil der Viren auf den Händen. Wenn die kontaminierte Fläche mit Handschuhen berührt wird, hat man diesen kleinen Teil der Viren auf der Außenseite der Handschuhe. Das ist kein Vorteil, denn auch von dort kann ein Teil der Viren beim Kontakt zur Mund-Nasen-Schleimhaut übertragen werden. Das entscheidende Merkmal bleibt der Verzicht auf den Gesichtskontakt, bis die Möglichkeit zum Händewaschen besteht.

9.5. Risiken

Gesundheitswesen

Langes, mehrstündiges Tragen von Handschuhen kann die Haut schädigen, auch wenn das lange Tragen von Handschuhen nicht als starker Auslöser für irritierte Haut gilt [136].

Allgemeinbevölkerung

Da die Tragedauer von Handschuhen im Alltag voraussichtlich kurz ausfällt, sind für die Haut keine wesentlichen negativen Auswirkungen zu erwarten.

9.6. Nutzen-Risiko-Bewertung

Ein Nutzen durch das Tragen von Einweghandschuhen durch die Allgemeinbevölkerung im Rahmen der Coronavirus-Pandemie ist nicht zu erwarten. Möglicherweise kommt es mit angelegten Handschuhen zu weniger Hand-Gesicht-Kontakten. Anderseits kann es auch zu einem größeren Sicherheitsgefühl führen, was in der Folge zu weniger gezieltem Händewaschen führen kann.

 Das Handschuhtragen sollte im öffentlichen Raum vermieden werden, da kein gesundheitlicher Nutzen zu erwarten ist.

10. MUND-NASEN-BEDECKUNGEN

10.1. Arten von Mund-Nasen-Bedeckungen

Mund-Nasen-Bedeckungen

Community-Masken werden aus handelsüblichen Stoffen in unterschiedlichsten Variationen hergestellt und privat oder von Firmen wie Textilherstellern produziert. Im weiteren Sinn zählen auch ein Tuch sowie ein Schal dazu, wenn diese vor Mund und Nase gehalten oder gebunden werden. Die Mund-Nasen-Bedeckung ist als mechanische Barriere bzw. Bremse für eine Übertragung von Tröpfchen oder Speichel gedacht, die beim Atmen, Husten oder Niesen aus dem Nase-Rachen-Mund-Raum entweichen können.

Medizinische Schutz-Masken

Sie werden auch Operations-Masken (OP-Masken) genannt und werden vor allem im medizinischen Bereich wie Arztpraxen, Kliniken oder in der Pflege eingesetzt. Sie können die Verbreitung von Speichel oder Tröpfchen des Trägers verhindern und dienen primär dem Schutz des Gegenübers, also in der Regel des Patienten oder Bewohners. OP-Masken zählen zu den Medizinprodukten und haben entsprechende gesetzliche Vorschriften zu erfüllen.

FFP-Masken

Es handelt sich hier um partikelfiltrierende Halbmasken (FFP: „filtering face piece"). Sie werden in erster Linie in Arbeitsbereichen verwendet, in denen sich gesundheitsschädliche Stoffe in der Luft befinden. Die Masken halten Schadstoffe und auch Viren ab. Sie gelten als Gegenstand einer persönlichen Schutzausrüstung im Rahmen des Arbeitsschutzes. Es gibt Masken ohne Ausatemventil und Masken mit Ausatemventil. Masken ohne Ventil filtern sowohl die eingeatmete Luft als auch die Ausatemluft und bieten daher sowohl einen Eigenschutz als auch einen Fremdschutz. Masken mit Ventil filtern nur die eingeatmete Luft und sind daher nicht für den Fremdschutz ausgelegt. Je nach Filterleistung nach DIN 149 gibt es FFP1-, FFP2- und FFP3-Masken. Dabei sollen FFP1-Masken vor ungiftigen Stäuben schützen, FFP2-Masken vor festen und flüssigen gesundheitsschädlichen Stäuben, Rauch und Aerosolen sowie vor luftübertragenen Infektionserregern, und FFP3-Masken vor giftigen gesundheitsschädlichen Stäuben, Rauch und Aerosolen sowie vor luftübertragenen Infektionserregern. Für die Behandlung von COVID-19-Patienten werden im Rahmen genereller Schutzkleidung FFP2- und FFP3-Masken zum Schutz des Trägers verwendet, vor allem auch in Intensivstationen.

10.2. Empfehlungen des RKI

Gesundheitswesen

Mitarbeitern, die bestätigte oder wahrscheinliche COVID-19-Patienten versorgen, wird das Anlegen mindestens einer FFP2-Maske empfohlen [163].

Allgemeinbevölkerung

Seit dem 14. April 2020 wird vom RKI ein generelles Tragen einer Mund-Nasen-Bedeckung in bestimmten Situationen im öffentlichen Raum empfohlen, als einen weiteren Baustein, um Risikogruppen zu schützen und den Infektionsdruck und damit die Ausbreitungsgeschwindigkeit von COVID-19 in der Bevölkerung zu reduzieren.

Dies betrifft die Übertragung im öffentlichen Raum, an denen mehrere Menschen zusammentreffen und sich dort länger aufhalten (z. B. Arbeitsplatz) oder der physische Abstand von mindestens 1,5 Metern nicht immer eingehalten werden kann (z. B. Einkaufssituation, öffentliche Verkehrsmittel). Tätigkeiten, die mit vielen oder engeren Kontakten einhergehen, sind hier von besonderer Bedeutung. Dabei sei immer die Wirksamkeit der ergriffenen Maßnahmen und deren unerwünschte Auswirkungen sorgsam gegeneinander abzuwägen. In dem System verschiedener Maßnahmen sei ein situationsbedingtes generelles Tragen von Mund-Nasen-Bedeckungen in der Bevölkerung ein weiterer Baustein, um Übertragungen zu reduzieren [165]. Einen überzeugenden zusätzlichen Effekt auf die Reproduktionszahl hat diese Maskenpflicht in den vier Wochen danach nicht gezeigt (Abbildung 9).

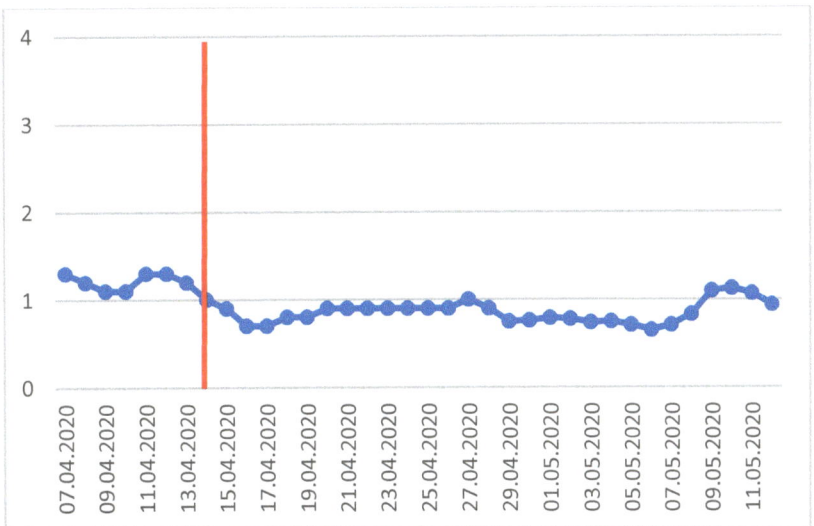

Abbildung 9: Reproduktionszahl R im April und Mai 2020 auf Basis der täglichen Situationsberichte des RKI; Datum der Empfehlung für das Tragen einer Mund-Nasen-Bedeckung hervorgehoben [164].

10.3. Empfehlung der WHO

Gesundheitswesen

Für medizinisches Personal, das mit COVID-19-Patienten zu tun hat, wird das Anlegen der persönlichen Schutzausrüstung empfohlen. Dazu zählt der medizinische Mund-Nasen-Schutz [148].

COVID-19-Fälle im häuslichen Umfeld

Verdachtsfälle oder bestätige Fälle mit mildem Krankheitsverlauf werden teilweise im häuslichen Umfeld behandelt und gepflegt. Den Patienten wird geraten, eine medizinische Maske so viel wie möglich zu tragen. Die Maske sollte mindestens täglich gewechselt werden. Pflegende Besucher oder Haushaltsmitglieder mit engem Kontakt zur infizierten Person sollten immer dann eine medizinische Maske tragen, wenn sie sich im selben Raum mit der infizierten Person aufhalten [166].

Allgemeinbevölkerung

Hier unterscheidet die WHO zwischen Personen mit Symptomen und allen anderen Personen [131].

Personen mit Symptomen wie Fieber, Müdigkeit, Husten, Halsschmerzen und Atembeschwerden sollen eine medizinische Maske tragen. Dabei wird betont, dass die frühen Symptome bei einigen mit COVID-19 infizierten Personen sehr mild sein können und dass die Anweisungen zum An-, Ablegen und Entsorgen von medizinischen Masken befolgt werden sollten.

Personen ohne Symptome wird nicht zum Tragen einer medizinischen Maske geraten, da ein Nutzen durch den weiten Gebrauch von Masken durch gesunde Personen nicht belegt ist, das Tragen jedoch Unsicherheiten und kritische Risiken beinhaltet. Zu anderen nicht-medizinischen Masken kann keine Empfehlung gegeben werden, weder für noch gegen ihre Nutzung, da es zu wenige gesicherte Erkenntnisse zu ihrer Anwendung, dem Nutzen und den Risiken gibt.

In der Rubrik „Fragen und Antworten" wird es noch klarer [167].

Empfiehlt die WHO das routinemäßige Tragen von Masken von gesunden Personen während der COVID-19-Pandemie?
Nein. Die WHO empfiehlt nicht, dass asymptomatische Personen (d. h. ohne respiratorische Symptome) im allgemeinen Umfeld medizinische Masken tragen sollten, da derzeit keine Hinweise darauf vorliegen, dass die routinemäßige Verwendung medizinischer Masken durch gesunde Personen die Übertragung von SARS-CoV-2 verhindert.

Risiko-basierter Ansatz für Entscheider

Für die politischen Entscheider in betroffenen Ländern ist der Rat der WHO, einen risiko-basierten Ansatz zu verfolgen, wenn die Entscheidung zur allgemeinen Maskenpflicht getroffen wird.

1. Zweck der Maskennutzung

Die Begründung und der Zweck des Maskentragens sollten klar sein. Soll durch die Maske die Infektionsquelle kontrolliert werden (Gebrauch durch infizierte Personen) oder soll COVID-19 verhindert werden (Gebrauch durch gesunde Personen)?

2. Expositionsrisiko zu SARS-CoV-2 im lokalen Kontext

Dabei ist für die Bevölkerung zu berücksichtigen, wie weit das Virus zirkuliert (z. B. Häufungen von Fällen [sogenannte Cluster] im Vergleich zur Übertragung durch die Allgemeinbevölkerung) und wie gut die lokale Erfassungs- und Testkapazität ist (z. B. Kontaktverfolgung und Nachverfolgung, Fähigkeit zur Durchführung von Tests). Das Risiko kann auch für bestimmte Personen höher sein, die beispielsweise in engem Kontakt mit der Öffentlichkeit arbeiten (z. B. Gemeindegesundheitspersonal, Kassiererin).

3. Anfälligkeit von Personen oder Populationen

Hier kommen vor allem Personen oder Populationen in Betracht, die ein hohes Risiko für eine schwere Krankheit oder ein höheres Todesrisiko aufweisen, z. B. Menschen mit Komorbiditäten wie Herz-Kreislauf-Erkrankungen oder Diabetes mellitus und ältere Menschen.

4. Umfeld der Menschen

Es sollte in Bezug auf die Bevölkerungsdichte, die Fähigkeit zur physischen Distanz (z. B. in einem überfüllten Bus) und das Risiko einer schnellen Ausbreitung berücksichtigen (z. B. geschlossene Räume, Slums, Lager oder lagerähnliche Verhältnisse).

5. Durchführbarkeit

Die Verfügbarkeit und Kosten der Maske sowie die Akzeptanz durch Einzelpersonen sollte ebenfalls berücksichtigt werden.

6. Art der Maske

Es sollte geklärt werden, ob medizinische oder nicht-medizinische Masken empfohlen werden.

Mögliche Vorteile des allgemeinen Maskentragens durch gesunde Menschen sind die Verringerung des potenziellen Expositionsrisikos durch infizierte Personen während der „präsymptomatischen" Phase und die Stigmatisierung von Personen, die eine Maske zur Kontrolle der Infektionsquelle tragen. Die folgenden potenziellen Risiken sollten jedoch bei jedem Entscheidungsprozess sorgfältig berücksichtigt werden:

- Selbstkontamination, die durch Berühren und Wiederverwenden der kontaminierten Maske auftreten kann
- Je nach Art der verwendeten Maske mögliche Atembeschwerden

- Falsches Sicherheitsgefühl, was dazu führen kann, dass andere vorbeugende Maßnahmen wie physische Distanz und Händehygiene möglicherweise weniger eingehalten werden
- Umleitung der Maskenversorgung und daraus resultierender Mangel an Masken für Beschäftigte im Gesundheitswesen
- Ablenkung von wirksamen Maßnahmen im Bereich der öffentlichen Gesundheit wie Händehygiene

10.4. Empfehlungen des ECDC

Die europäische Seuchenbehörde ECDC in Stockholm veröffentlichte am 8. April 2020 einen technischen Bericht zum Gebrauch von Gesichtsmasken im öffentlichen Raum [168]. Diese werden hier auszugsweise wiedergegeben.

Die Verwendung von Gesichtsmasken in der Öffentlichkeit kann als Mittel zur Kontrolle der Infektionsquelle dienen, um die Ausbreitung der Infektion in der Bevölkerung zu verringern, indem die Ausscheidung von Tröpfchen von infizierten Personen, die noch keine Symptome entwickelt haben oder asymptomatisch bleiben, minimiert wird. Es ist nicht bekannt, inwieweit die Verwendung von Masken in der Bevölkerung zusätzlich zu den anderen Hygienemaßnahmen zu einer Verringerung der Übertragung beitragen kann.

Die Verwendung von Gesichtsmasken in der Öffentlichkeit könnte insbesondere in belebten, geschlossenen Räumen wie Lebensmittelgeschäften, Einkaufszentren oder öffentlichen Verkehrsmittel in Betracht gezogen werden. Empfehlungen zur Verwendung von Gesichtsmasken in der Öffentlichkeit sollten Evidenzlücken, die Versorgungssituation und mögliche negative Auswirkungen sorgfältig berücksichtigen.

10.5. Wie kam es zur Maskenpflicht in Deutschland?

Nach heutigem Stand (Mai 2020) ist es überraschend und nur schwer nachvollziehbar, dass es seit April 2020 eine stufenweise Ausweitung der Pflicht zum Tragen einer Mund-Nasen-Bedeckung in einigen Teilen des öffentlichen Lebens kam. Erinnern wir uns zurück an den 28. Januar 2020. Dort wurde beim WDR die Frage aufgeworfen, ob sich alle Bürger Atemschutzmasken zulegen sollten [169].

28. Januar 2020: Masken ausdrücklich nicht empfohlen (RKI)
Nein, das ist laut RKI unnötig. So sieht das auch die Weltgesundheits-organisation (WHO): Bei einer länderübergreifenden Ausbreitung einer Krankheit (Pandemie) empfiehlt sie für die allgemeine Bevölkerung aus-drücklich keine Masken. Das Tragen von Masken könnte den Schutz sogar verringern. Das Robert-Koch-Institut gibt zu bedenken, dass Trä-ger einer Maske sich damit so sehr geschützt fühlen könnten, dass sie andere Präventionsmaßnahmen vernachlässigen [169].

2. April 2020: Als erste Stadt führte Jena eine Maskenpflicht ein. Diese galt zunächst nur, wenn man Dienstleistungen in Anspruch neh-men oder erbringen wollte, bei denen der Abstand von 1,5 Metern nicht einzuhalten ist. Ab dem 6. April wurde die Pflicht auf die Nutzung des öffentlichen Nahverkehrs inklusive Taxis, im Supermarkt oder anderen Verkaufsstellen und beim Betreten von Handwerks- oder Dienstleis-tungsunternehmen ausgedehnt. Die Maskenpflicht wurde am 10. April bzw. 14. April erweitert und war dann auch an der Arbeitsstätte gültig, wenn zwei oder mehr Personen in einem Raum arbeiten [170].

15. April 2020: Im Bund-Länder-Gespräch wird festgestellt, dass Community-Masken in öffentlichen Räumen, in denen der Mindestab-stand regelhaft nicht gewährleistet werden kann (z. B. im öffentlichen Nahverkehr), das Risiko von Infektionen reduzieren kann. Sie schützen insbesondere die Umstehenden vor dem Auswurf von festen oder flüs-sigen Partikeln durch den (möglicherweise asymptomatischen, aber in-fektiösen) Träger der Masken. Insofern wird den Bürgerinnen und Bür-gern die Nutzung entsprechender Alltagsmasken insbesondere im öffentlichen Personennahverkehr und beim Einkauf im Einzelhandel dringend empfohlen [171].

16. April 2020: Mund-Nasen-Bedeckung im öffentlichen Raum empfohlen (RKI)
Das RKI hat seine Empfehlungen zum Infektionsschutz ergänzt und empfiehlt nun „das Tragen einer Mund-Nasen-Bedeckung in bestimm-ten Situationen im öffentlichen Raum" [164].

17. April 2020: Von einigen Politikern wird eine übergangsweise Mas-kenpflicht gefordert, eine Empfehlung reiche nicht aus [6].

20. April 2020: Sachsen führt als erstes Bundesland eine Masken-pflicht ein. Am 29. April zog Schleswig-Holstein als letztes Bundesland nach. Diese gilt meist im Einzelhandel und im öffentlichen Nahverkehr [172].

Am 28. April 2020 begründete der Präsident des RKI die neue Emp-fehlung zum Tragen einer Mund-Nasen-Bedeckung [173].

RKI Präsident Prof. Wieler (28. April 2020): Begründung für Mund-Nasen-Bedeckung

Für eine Empfehlung zum Tragen einer Mund-Nasen-Bedeckung habe man sich aufgrund neuer Erkenntnisse zur Erkrankung COVID-19 ent-schieden: „Ein Teil der Infizierten scheidet das Virus schon aus, bevor sie Symptome zeigen."

Das ist eine interessante Begründung, denn bereits am 28. Januar 2020 wurde beim ersten COVID-19 Fall in Deutschland berichtet, dass die Übertragung von einer bis dahin als asymptomatisch angesehenen Person ausging [174]. Zahlreiche wissenschaftliche Veröffentlichungen über asymptomatisch infizierte Fälle sind seither erschienen. Die im Ka-pitel 4.9 zitierten 22 Publikationen sind allesamt zwischen dem 18. Feb-ruar und 14. April 2020 erschienen (Abbildung 10). Es erscheint deshalb wenig glaubhaft, dass drei Monate nach dem ersten Bericht aus Deutschland über eine Übertragung von einer asymptomatischen bzw. präsymptomatischen Person auf eine dritte Person dieser mögliche Übertragungsweg eine neue Erkenntnis sei.

Weiterhin wird von Prof. Dr. Lothar Wieler ausgeführt [173]: Tragen diese Menschen eine Mund-Nasen-Bedeckung, reduziere sich die Chance, dass das Virus auf andere Menschen übertragen werde, „durch die physikalische Barriere, auch wenn es kein perfekter Schutz ist, spe-ziell für die Träger selbst, aber es schützt in einem gewissen Maße Dritte, weil die Tröpfchen damit nicht so weit fliegen".

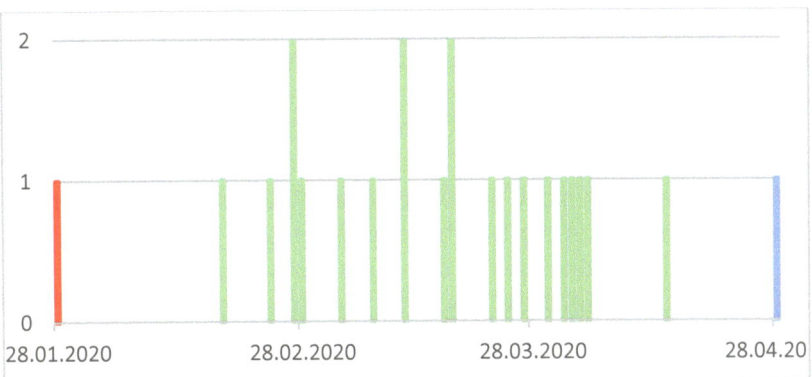

Abbildung 10: Zeitpunkt der Erstveröffentlichung verschiedener Veröffentlichungen in wissenschaftlichen Fachzeitschriften zu asymptomatischen COVID-19-Fällen und möglichen Übertragungen auf andere Personen (grün); Datum des ersten COVID-19-Falls in Deutschland, übertragen von einer bis dahin asymptomatischen oder präsymptomatischen Quelle (rot); Zeitpunkt der Begründung für die Mund-Nasen-Bedeckung seitens des RKI-Präsidenten (blau).

„Der geringe Mehrwert der Masken" trete nur zutage, wenn die Menschen damit korrekt umgingen und sich bewusst darüber seien, dass sie sich selber nicht schützen. „Aber andere werden geschützt, und je mehr Menschen im öffentlichen Raum diese Mund-Nasen-Bedeckung richtig tragen, desto größer wird der Schutz für die Allgemeinheit", so Wieler [173].

Im Epidemiologischen Bulletin vom 14. April 2020 (Datum der Vorabveröffentlichung) finden sich weitere Hinweise zur Begründung, dort werden präsymptomatische Virusträger als mögliche Quelle beschrieben. Es heißt hier: „Eine teilweise Reduktion dieser unbemerkten Übertragung von infektiösen Tröpfchen durch das Tragen von Mund-Nasen-Bedeckungen könnte auf Populationsebene zu einer weiteren Verlangsamung der Ausbreitung beitragen. Dies betrifft die Übertragung im öffentlichen Raum, an denen mehrere Menschen zusammentreffen und sich dort länger aufhalten (z. B. Arbeitsplatz) oder der physische Abstand von mindestens 1,5 Metern nicht immer eingehalten werden kann (z. B. Einkaufssituation, öffentliche Verkehrsmittel). Tätigkeiten, die mit vielen oder engeren Kontakten einhergehen, sind hier von besonderer

Bedeutung. Da bei vielen Ansteckungen die Infektionsquelle unbekannt ist, kann eine unbemerkte Ausscheidung des Virus in diesen Fällen weder durch eine Verhaltensänderung (wie eine Selbstquarantäne) noch durch eine frühzeitige Testung erkannt werden, da der Beginn der Infektiosität unbekannt ist. Aus diesem Grund kann das Tragen von Mund-Nasen-Bedeckungen im öffentlichen Raum vor allem dann im Sinne einer Reduktion der Übertragungen wirksam werden, wenn sich möglichst viele Personen daran beteiligen" [165].

Als Erläuterung für diese Empfehlung werden drei aktuelle Studien hervorgehoben, aus denen abgeleitet wurde, dass die rasche Ausbreitung von SARS-CoV-2 auf einen hohen Anteil von Erkrankungen beruht, die initial nur mit leichten Symptomen beginnen, ohne die Erkrankten in ihrer Aktivität einzuschränken. Aus der ersten Studie geht hervor, dass in der Phase der raschen Ausbreitung in Singapur (21. Januar bis 26. Februar 2020) und Tianjin (14. Januar bis 27. Februar 2020) dem Rechenmodell zufolge 48 % (Singapur) bzw. 62 % der Neuinfektionen (Tianjin) von präsymptomatischen Fällen ausging [175]. Ob diese Erkenntnisse aus der Anfangszeit der lokalen Epidemie in zwei Metropolen gleichermaßen in einer Phase sinkender Neuinfektionen in Deutschland gelten, ist zumindest fraglich. Die zweite Studie basiert ebenfalls auf einem Rechenmodell. Danach wird geschätzt, dass in China vor Beginn der Reiseeinschränkungen zwischen dem 10. und 23. Januar 2020 etwa 86 % aller Infektionen nicht dokumentiert war. Von den im weiteren Verlauf bestätigten Fällen sind schätzungsweise 55 % von unbekannten Fällen ausgegangen. Wegen der hohen Anzahl nicht dokumentierter Fälle zu dieser Zeit sind vermutlich 79 % aller bestätigten Fälle von unbekannten Trägern ausgelöst worden [176]. Die Zahl unerkannter Virusträger war in China zu Beginn der Epidemie sicher hoch und hat das Ausbreitungsgeschehen drastisch beschleunigt. In der jetzigen Phase der Epidemie in Deutschland (Mai 2020) ist diese Situation jedoch nicht gegeben. Die Fallzahlen steigen nicht exponentiell an, sondern nehmen langsam aber kontinuierlich ab. Die Anzahl der Testkapazitäten ist hoch, so dass unerkannte Träger im Umfeld von Infektionen (sogenannte Kontaktpersonen) recht schnell auffindbar sind. Und es gibt in Deutschland bereits erhebliche Einschränkungen des öffentlichen Lebens, die eine schnelle Ausbreitung des Virus mit einer hohen Zahl neuer asymptomatischer Virusträger als möglicher Folge deutlich erschwert. Schließlich wird eine dritte vorveröffentlichte Studie beschrieben, in der unter anderem die Wirkung von Masken bei Mitarbeitern und der Allgemeinbevölkerung zur Eindämmung der Grippe oder Grippe-ähnlicher Infektionen untersucht wird. Danach ist keine Schutzwirkung bei Trägern der Mund-Nasen-Bedeckung im Umfeld von Grippe-Infizierten zu erwarten, Wenn die Infektionsraten mit Personen ohne Maske verglichen werden, ist für die Allgemeinbevölkerung kein belastbarer Schutz vor Grippe (Risikoreduktion von 7 %; nicht signifikant) und grippeähnlicher Infektionen (Risikoreduktion von 16 %; nicht signifikant) zu erkennen. Selbst bei Mitarbeitern im Gesundheitswesen war kein signifikanter Schutz vor Grippe zu erkennen, obwohl die Risikoreduktion 63 % betrug, bei einer Spannbreite zwischen 95 % Risikoreduktion und 150 % Risikoerhöhung [177]. Zusammenfassend überzeugen die Studien als Begründung für das Tragen einer Mund-Nasen-Bedeckung in Teilen des öffentlichen Raums nicht, denn die epidemiologischen Kennziffern entstammen einer anderen Phase der Epidemie (starker unkontrollierter Anstieg der Fallzahlen), und die empfohlene Maßnahme wird als Schutz für Gesunde als praktisch unwirksam bewertet.

Am 5. Mai 2020 sprachen sich das Bundesverkehrsministerium und die Verkehrswirtschaft für eine bundesweite Maskenpflicht in allen Verkehrsmitteln aus. Diese soll sich auch auf Bahnhöfe, Flughäfen, Bahnsteige, Fährterminals, Gangways und Haltestellen beziehen [178]. Minister Altmeier bringt am 10. Mai 2020 ebenfalls eine Ausweitung der Maskenpflicht ins Gespräch. „Solange wir keinen Impfstoff haben, müssen wir mit Hygiene- und Abstandsmaßnahmen leben. Dazu zählt auch der Mundschutz beim Einkaufen oder in der Straßenbahn", sagte Altmaier. „Ob er darüber hinaus auf weitere Bereiche ausgedehnt werden muss, kann man nur aufgrund konkreter Entwicklungen und Umstände entscheiden." [179].

Wenn man sich den Verlauf der Neuinfektionen ansieht, ist der Zeitpunkt für eine Maskenpflicht unverständlich (Abbildung 11). Die Anzahl an Neuinfektionen ist seit Ende März 2020 kontinuierlich gesunken (Trend), ohne dass es eine Maskenpflicht gab. Da auch die Empfehlung zum Wahren von 1,5 m Distanz zu den Mitmenschen unverändert gilt, ist die zusätzliche Maskenempfehlung bzw. -pflicht umso weniger verständlich.

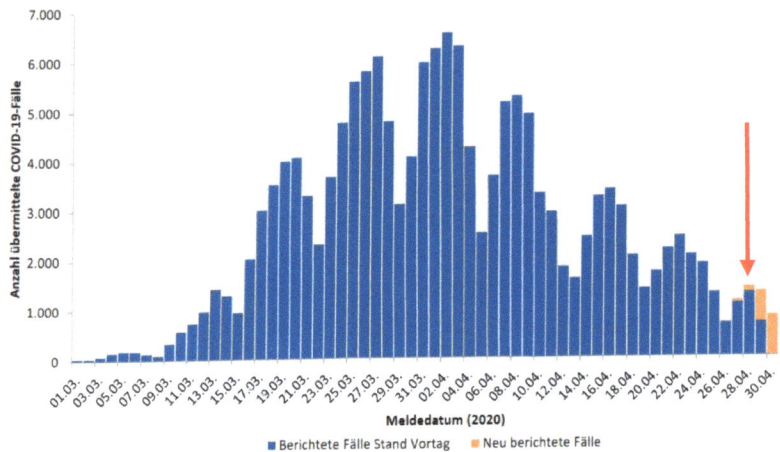

Abbildung 11: Zeitpunkt der Empfehlung zur Maskenpflicht (roter Pfeil, ergänzt durch den Autor) seitens des RKI im Verlauf der COVID-19-Epidemie in Deutschland; Snapshot aus dem Lagebericht des RKI vom 1. Mai 2020 [28]; Nachdruck mit Erlaubnis.

10.4. Nutzen

Für die Mitarbeiter im Gesundheitswesen wird bei der Behandlung von COVID-19-Patienten ein Schutz durch die Maske erwartet, besonders durch FFP2- oder FFP3-Masken. Schon zu Beginn der Epidemie in China kam es durch eine unzureichende persönliche Schutzausrüstung einschließlich Gesichtsmaske zu Infektionen und Todesfällen bei Beschäftigten im Gesundheitswesen [180, 181].

Patienten mit Atemweginfektionen wird teilweise dazu geraten, einen Mund-Nasen-Schutz zu tragen, um die Übertragungswahrscheinlichkeit auf andere Menschen im Umfeld zu reduzieren, auch wenn die protektive Wirkung fraglich ist [182]. Selbst in Haushalten mit Grippefällen war durch das Tragen von OP-Masken durch Infizierte keine Schutzwirkung für die anderen Haushaltsmitglieder nachweisbar [183].

Normales Atmen

Bei 17 Personen mit einer symptomatischen saisonalen Coronavirus-Infektion konnte eine OP-Maske den Anteil des Nachweises viraler RNA in Tröpfchen von 30 % auf 0 % und in Aerosolen von 40 % auf 0 % während einer 30-minütigen Ausatmung reduzieren, was auf eine wirksame Filtrationswirkung hindeutet [65]. Somit wird angenommen, dass in COVID-19-Fällen OP-Masken zumindest die Virusausbreitung verringern können, auch wenn zu einfachen Tüchern keine Daten vorliegen.

Zwei wesentliche Erkenntnisse lassen sich aus dieser Studie ableiten:
- Sowohl die Tröpfchen als auch das Aerosol aus der über 30 Minuten ausgeatmeten Luft von Coronavirus-Infizierten enthielten in der Mehrzahl keine virale RNA (70 % bzw. 60 %). Wenn man schon in der über 30 Minuten ausgeatmeten Luft von einem symptomatischen, nachweislich infizierten Patienten nur teilweise virale RNA nachweisen kann, erscheint es sehr unwahrscheinlich, dass bei kurzen Kontakten im öffentlichen Raum mit normalem Abstand ein relevantes Risiko besteht. Hier sind Situationen gemeint wie das Aneinandervorbeigehen auf dem Bürgersteig oder im Einzelhandel.
- Wenn Coronavirus-Infizierte normal atmen und eine OP-Maske tragen, ist in den 30 Minuten tatsächlich ein Nutzen messbar. Die RNA der Coronaviren war beim Maskentragen weder in den Tröpfchen noch im Aerosol nachweisbar. Deshalb kann die Empfehlung, dass COVID-19-Patienten nach Möglichkeit eine Maske tragen, auf Basis dieser Studie unterstützt werden.

Die Proben wurden nicht auf infektiöse Viren untersucht, so dass unklar bleibt, ob aus dem RNA-Nachweis ein Infektionsrisiko aus der ausgeatmeten Luft abgeleitet werden kann. Präsymptomatische SARS-CoV-2-Träger können das Virus durchaus übertragen, wie vorher bereits dargestellt wurde. Um die Wahrscheinlichkeit einer Übertragung von diesen Personen weiter zu reduzieren, wurde eine Mund-Nasen-Bedeckung seit Ende April 2020 in Geschäften und im öffentlichen Nahverkehr zur Pflicht. Eine differenzierte Bewertung des erwartbaren gesundheitlichen Nutzens in Geschäften findet sich beispielhaft im Kapitel 15.

Husten

In einer anderen Studie husteten vier COVID-19-Patienten fünf Mal vor einer Petrischale, die in ca. 20 cm Abstand platziert war. Unmittelbar vorher wurden Proben vom Nase-Rachen-Raum und vom Speichel genommen. Hier fanden sich im Median 5,7 $\log_{10}$ (Nase-Rachen-Raum) bzw. 4,0 $\log_{10}$ Viruskopien pro ml (Speichel). Die Patienten trugen dann entweder eine OP-Maske, eine Baumwollmaske oder keine Maske. Ohne Maske wurden 2,6 $\log_{10}$ Viruskopien pro Milliliter in der Probe nachgewiesen, mit einer OP-Maske waren es 2,4 $\log_{10}$ und mit einer Baumwollmaske 1,9 $\log_{10}$. Diese Unterschiede waren allesamt nicht signifikant. **Auf der Außenseite aller Masken** wurde virale RNA nachgewiesen, auf der Innenseite der Masken jedoch nur vereinzelt. Die Autoren zogen folgende Schlussfolgerung: Sowohl die OP-Masken als auch die Baumwollmasken scheinen beim Husten von COVID-19-Patienten unwirksam zu sein, um die Verbreitung von SARS-CoV-2 in die Umwelt zu verhindern [184].

Drei wichtige Erkenntnisse lassen sich aus dieser Studie ableiten:

1. Wenn ein COVID-19-Patient hustet, lässt sich virale RNA in jeder Probe in 20 cm Abstand vor dem Patienten nachweisen.
2. Wenn COVID-19-Patienten husten und eine OP-Maske oder Baumwollmaske tragen, ist kein echter Nutzen messbar.
3. Wenn COVID-19-Patienten husten, ist in jedem Fall mit einer viralen Kontamination der Außenseite der Maske zu rechnen.

Auf der äußeren Schicht einer OP-Maske kann das SARS-CoV-2 bis zu sieben Tage lang infektiös oder nachweisbar bleiben, auf der inneren Schicht sind es vier Tage (siehe auch Abbildung 7) [90]. Dies ist beim Ablegen der Gesichtsmasken zu berücksichtigen, insbesondere wenn gehustet wurde. Deshalb wird empfohlen, gleich nach dem Ablegen einer Gesichtsmaske die Hände zu waschen. Die Beobachtung einiger Mitbürger zeigt mir, dass dies praktisch nie gemacht wird. Auf diesem Weg können Gesichtsmasken sogar nachteilhaft sein, wenn eine virale Kontamination der Hände das Ergebnis ist, ohne dass unmittelbar danach die Hände gewaschen werden.

Schutz von gesunden Mitarbeitern im Gesundheitswesen

In Südkorea wurde gezeigt, dass keiner von 35 Mitarbeitern, die engen Kontakt zu einem COVID-19-Patienten hatten, Symptome entwickelte oder im Nasopharynx PCR-positiv war, obwohl sie bei Tätigkeiten am Patienten, auch mit Aerosolbildung wie Intubation, nur eine Operationsmaske für mehr als zehn Minuten trugen [185]. Das deutet auf eine Schutzwirkung bei längerem und nahem Gesicht-zu-Gesicht-Kontakt hin.

Schutz der Allgemeinbevölkerung

Daten zur Schutzwirkung von OP-Masken beim Tragen durch gesunde Probanden in einer endemischen COVID-19-Situation sind nicht verfügbar. Einzelne Studien weisen auf eine protektive Wirkung von Masken hin. So wurde beim SARS-Ausbruch 2003 in Peking an 94 Verdachtsfällen untersucht, welche Maßnahmen bei engen Kontakten wie gemeinsamen Mahlzeiten, gemeinsamem Wohnraum, Mehrbettzimmer im Krankenhaus oder Sitzen im selben Fahrzeug die Übertragung reduzieren können, verglichen mit 281 Kontrollpersonen und vergleichbaren Kontakten. Alle Angaben basierten auf Befragungen. Da die Kontrollpersonen signifikant häufiger eine Maske trugen als die SARS-Verdachtsfälle (43 % versus 27 %), wurde dem Tragen der Masken in diesen Situationen eine Schutzwirkung zugesprochen [134]. Ähnliche Ergebnisse wurden aus Hong Kong berichtet (58,7 % versus 27,9 %) [133].

Der Schutz Gesunder durch Masken ist dennoch fraglich. Unter insgesamt 1 178 jungen Erwachsenen, die während der Grippesaison der Jahre 2007 und 2008 über sechs Wochen beobachtet wurden, hatte das Tragen von Masken über mindestens sechs Stunden am Tag auf dem Universitätsgelände keine signifikante protektive Wirkung, auch wenn das Risiko für eine Grippeinfektion tendenziell geringer war [186]. In Berliner Haushalten wurde ebenfalls das Tragen der Masken im Hinblick auf die Ausbreitung von Influenzavirus-Infektionen bewertet. Dabei zeigte sich insgesamt ein um 44 % geringeres Risiko, wenn Masken getragen wurden (Spannbreite: -82 % bis +68 %), der Unterschied zur Kontrollgruppe war jedoch nicht signifikant [187]. Eine ähnliche

Untersuchung aus Hong Kong zeigte keinen protektiven Nutzen durch Masken in Haushalten, um Grippeübertragungen zu verhindern [188].

Bei Massenzusammenkünften wie dem Hadsch kann das Tragen eines Mund-Nasen-Schutzes tatsächlich in gewissem Umfang vor Atemweginfektionen schützen. Eine Auswertung von insgesamt 13 Studien zeigte ein um 11 % niedrigeres Risiko für Atemweginfektionen, was von den Autoren als eine signifikante Reduktion beschrieben wurde [189].

WHO
Derzeit gibt es keine Hinweise darauf, dass eine Maske (ob medizinische Maske oder andere Masken), die von gesunden Personen in der breiten Öffentlichkeit getragen werden, Infektionen mit Atemwegsviren einschließlich COVID-19 verhindern können [131].

Vom Bundesinstitut für Arzneimittel und Medizinprodukte (BfArM) wurden am 31. März 2020 Hinweise zur Verwendung von selbst hergestellten Masken (sog. „Community-Masken") und anderen Masken veröffentlicht [190]. Darin heißt es unter anderem:

Schutzwirkung von Community-Masken nicht belegt (BfArM)
Träger der beschriebenen „Community-Masken" können sich nicht darauf verlassen, dass diese sie oder andere vor einer Übertragung von SARS-CoV-2 schützen, da für diese Masken keine entsprechende Schutzwirkung nachgewiesen wurde.

Durch das Tragen könne jedoch die Geschwindigkeit des Atemstroms oder des Auswurfs von Speichel, Schleim oder Tröpfchen reduziert werden. Die Masken können zudem das Bewusstsein für „social distancing" sowie gesundheitsbezogenen achtsamen Umgang mit sich und anderen unterstützen [190].

10.5. Risiken

Gesundheitswesen

Bei Mitarbeitern in der Patientenversorgung sind keine wesentlichen Risiken durch das gezielte Tragen zu erwarten. Das liegt einerseits daran, dass die Masken nur anlassbezogen verwendet werden und die Mitarbeiter geschult sind, wie sie mit den Masken umzugehen haben.

Sie sind Teil der persönlichen Schutzausrüstung und im Berufsalltag akzeptiert.

Allgemeinbevölkerung

Laut WHO sollen medizinische Masken für Mitarbeiter des Gesundheitswesens reserviert werden. Die Verwendung medizinischer Masken in der breiten Bevölkerung kann zu einem falschen Sicherheitsgefühl führen, wobei andere wesentliche Maßnahmen wie Händehygiene und Abstandhalten vernachlässigt werden. Es kann auch dazu führen, dass das Gesicht unter der Maske und unter den Augen berührt wird. Es kann zu unnötigen Kosten für die Person führen und den Mangel an Masken im Gesundheitswesen verstärken. Dort werden sie jedoch am dringendsten benötigt, insbesondere wenn Masken Mangelware sind [131].

Laut Prof. Dr. Edwin Bölke, Oberarzt an der Klinik für Strahlentherapie und Radioonkologie des Universitätsklinikums Düsseldorf, ist das Tragen einer Maske nicht für jeden Menschen unbedenklich [191]. Das gelte für alle Patienten mit einer symptomatischen und instabilen Angina pectoris und einer symptomatischen chronisch-obstruktiven Lungenerkrankung (COPD) beziehungsweise eingeschränkter Lungenfunktion. Bei starker körperlicher Anstrengung besteht bei ihnen die Gefahr der Hyperkapnie (erhöhter Kohlendioxidgehalt im Blut). Kann das Kohlendioxid aufgrund des erhöhten Luftwiderstands in der Maske nicht richtig abgeatmet werden, könnte es sich im Blut anreichern und den pH-Wert im Blut senken. Der erhöhte CO_2-Partialdruck würde dann zu einer respiratorischen Azidose führen, d. h. dass der pH-Wert im Blut in den leicht sauren Bereich sinkt. Anfängliche Symptome sind Kopfschmerzen, Schwindel, Hautrötung, Muskelzuckungen und zusätzliche Herzschläge. Im fortgeschrittenen Stadium können Panik, Krampfanfälle und Bewusstseinsstörungen auftreten. Ein hyperkapnisches Atemversagen kann man bei einer plötzlichen Verschlechterung einer COPD finden [191]. Hitze, Feuchtigkeit, Schmerz und Kurzatmigkeit wurden von einzelnen Maskenträgern in Haushalten als unangenehme Nebenwirkung beschrieben [187].

Um die Kontaminationsrisiken durch das Anlegen, Tragen und Ablegen von Masken möglichst gering zu halten, werden von der Bundeszentrale für gesundheitliche Aufklärung (BZgA) einzelne Schritte empfohlen, die zu beachten sind [192].

1. Vor dem Anlegen der Mund-Nasen-Bedeckung gründlich die Hände waschen (mindestens 20 – 30 Sekunden mit Seife)
2. Mund und Nase sollen abgedeckt sein, an den Rändern soll die Mund-Nasen-Bedeckung möglichst eng anliegen.
3. Die Mund-Nasen-Bedeckung soll spätestens dann gewechselt werden, wenn sie durch die Atemluft durchfeuchtet ist. Denn dann können sich zusätzliche Keime ansiedeln.
4. Während des Tragens soll die Mund-Nasen-Bedeckung nicht angefasst oder verschoben werden.
5. Beim Abnehmen der Mund-Nasen-Bedeckung nicht die Außenseiten berühren, da sich hier Erreger befinden können. Das Ablegen sollte über die seitlichen Laschen oder Schnüre erfolgen.
6. Nach dem Anlegen der Mund-Nasen-Bedeckung gründlich die Hände waschen (mindestens 20 – 30 Sekunden mit Seife)
7. Die Mund-Nasen-Bedeckung soll bis zum Waschen bei 60°C oder 95°C luftdicht aufbewahrt werden (z. B. in einem separaten Beutel).

Wenn in dieser Empfehlung die sichere Verwendung von Mund-Nasen-Bedeckungen für die Bevölkerung beschrieben ist, kann man ernüchtert feststellen, dass diese Empfehlung größtenteils keine Umsetzung findet. Ich bin mir auch ziemlich sicher, dass die Mehrzahl der Menschen diese Empfehlung nicht kennt. Für Personen, die durchgängig eine Mund-Nasen-Bedeckung im öffentlichen Raum tragen, sind die Empfehlungen umsetzbar, wenn diese zuhause an- und abgelegt wird. Aber Menschen, die im öffentlichen Nahverkehr oder im Einzelhandel die Mund-Nasen-Bedeckung nur vorübergehend anlegen, weichen deutlich davon ab. Die meisten Menschen waschen sich weder vor dem Anlegen noch nach dem Ablegen der Mund-Nasen-Bedeckungen die Hände, und eine luftdichte Aufbewahrung habe ich bisher auch noch nie bei jemandem im öffentlichen Raum gesehen. Was bedeutet das nun, wenn die Empfehlungen der BZgA zwar fachlich plausibel und damit begründbar sind, aber im öffentlichen Raum keine Anwendung finden? Bestehen für die Anwender nun zusätzliche Risiken, wenn mit ungewaschenen Händen die Mund-Nasen-Bedeckung an- oder abgelegt wird, wenn beim Ablegen die Außenseite berührt wird oder wenn die benutzte Bedeckung einfach in der Jackentasche landet oder am Rückspiegel im Auto aufgehängt wird? Überwiegt in diesem Fall noch der Nutzen des Anlegens oder sind die Risiken bereits größer? Eine Frage, auf die es wahrscheinlich keine belastbare Antwort gibt. Sie zeigt aber auch, dass es bei Maßnahmen dieser Art grundsätzlich immer wichtig ist, den erwarteten Nutzen mit den möglichen Risiken abzuwägen.

Im privaten Umfeld war zu hören, dass sich manche Maskennutzer Sagrotan nach der Verwendung auf die Maske sprühen, um diese zu desinfizieren. Was zunächst harmlos klingt, kann durchaus Nebenwirkungen nach sich ziehen. Die Mehrzahl der Desinfektionsmittel dieses Herstellers beinhaltet als Wirkstoff Benzalkoniumchlorid [137]. Diese Substanz wirkt gegen Bakterien und Viren vergleichsweise langsam, kann bei Bakterien Toleranzen und Resistenzen und beim Anwender Asthma auslösen [193, 194].

Andere empfinden den Geruch unter der Maske als störend und sprühen Parfum auf die Maske. Von Duftstoffen können ebenso Allergien ausgelöst werden. Die unmittelbare Nähe zu den Atemwegen mag das Risiko sogar erhöhen.

Ein weiteres Risiko des Maske-Tragens ist nach Ansicht des Präsidenten des Weltärztebundes Prof. Dr. Frank Ulrich Montgomery das in der Folge wahrscheinlich zunehmende Vernachlässigen des Mindestabstands [195]. "Wer eine Maske trägt, wähnt sich sicher, er vergisst den allein entscheidenden Mindestabstand." Bei unsachgemäßem Gebrauch könnten Masken gefährlich werden. Im Stoff konzentriere sich das Virus, beim Abnehmen berühre man die Gesichtshaut, schneller könne man sich kaum infizieren. Und schließlich stellte er fest: "Aber was will man gegen den Überbietungswettbewerb föderaler Landespolitiker mit rationalen Argumenten tun?" Auch der Präsident der Ärztekammer Hamburg, Dr. Pedram Emami, appellierte daran, dass man sich bei Nutzung von Community-Masken nicht in falscher Sicherheit wiegen solle [196].

Zudem sind psychologische Folgen möglicherweise zu erwarten. Langfristig sei die Maske „der Tod der sozialen Beziehung", sagte der Psychologe Stephan Grünewald [197]. Das offene, unverhüllte Gesicht ist für uns nicht nur entscheidend, um die Identität eines Menschen festzustellen, führt Alexander Fritsch aus [198]. „Es hilft uns auch dabei, einen Eindruck vom Gemütszustand des anderen zu gewinnen: Freude, Wut, Ekel, Furcht, Verachtung, Traurigkeit oder Überraschung. Deshalb heißt es auch: Das steht uns „ins Gesicht geschrieben". Empathie, Nähe und Herzlichkeit – aber auch Freundlichkeit, Sympathie und Zugehörigkeitsgefühl: All das ist in unserer Zivilisation maßgeblich auch an den Blick ins Gesicht gekoppelt. Und all das wird durch Masken schwer beschädigt." Diese Einschätzung deckt sich mit persönlichen Rückmeldungen aus dem Bekanntenkreis. Hier fielen Begriffe wie Entmenschlichung, Maulkorb oder Fassade.

10.7. Nutzen-Risiko-Bewertung

Hier gilt es zwischen infizierten und nicht-infizierten Personen zu unterscheiden.

 Für Personen mit Symptomen einer Atemweginfektion gibt es einen recht plausiblen wissenschaftlichen Grund zum Tragen einer Mund-Nasen-Bedeckung im öffentlichen Raum (Schutz Dritter), wie es in der Empfehlung der WHO klar beschrieben ist. Dadurch kommt es zur Reduktion der Streuung von potenziell infektiösen Tröpfchen beim Niesen, Sprechen und Husten.

Ob dieser Schutz auch erzielt werden kann, wenn die Menschen ohne Symptome in ausgewählten Situationen eine Mund-Nasen-Bedeckung tragen, weil sie eventuell als asymptomatische Träger das Virus unbemerkt streuen, ist aus wissenschaftlicher Sicht eine ungeklärte Frage. Der erwartbare Effekt der Maske ist beim normalen Sprechen in Abhängigkeit von der Art und Dauer des Kontakts gering bis mäßig, beim Husten jedoch nicht vorhanden.

Für Menschen ohne Symptome lässt das Tragen einer Gesichtsmaske kaum einen Schutz durch potenziell Infizierte im Umfeld bei massenhafter Anwendung erwarten (Selbstschutz), insbesondere wenn mehrheitlich ein angemessener Abstand gewahrt bleibt.

☞ In keiner Studie ist ein überzeugender Nutzen durch das generelle Tragen von Mund-Nasen-Bedeckungen in bestimmten Situationen des öffentlichen Lebens belegt.

Die Risiken reichen von der Gefahr eines geringeren Abstands zu den Mitmenschen (Sicherheitsgefühl), einer möglichen Kontamination der Hände durch das Berühren der Außenseite, einem höheren Risiko kontaminierter Hände durch selteneres Händewaschen (Sicherheitsgefühl), einem Mangel an Masken in der Patientenversorgung bis hin zu Gesundheitsrisiken für bestimmte Patientengruppen mit symptomatischer und instabiler Angina pectoris, symptomatischer chronisch-obstruktiver Lungenerkrankung (COPD) oder eingeschränkter Lungenfunktion.

☞ Für bestimmte nicht-infizierte Personengruppen mit einer besonders hohen Gefährdung für eine schwere Infektion (siehe Kapitel 3.9.) mag das Tragen einer OP-Maske auf freiwilliger Basis oder nach Rücksprache mit dem behandelnden Arzt zum verbesserten Selbstschutz in Frage kommen, auch wenn es dafür momentan keine wissenschaftlichen Belege gibt.

11. ABSTAND HALTEN

11.1. Empfehlungen von RKI, WHO und CDC

Eine wesentliche Maßnahme zur Eingrenzung der Pandemie ist das Abstandsgebot. Hier kann man beispielhaft sehr gut erkennen, dass es keine saubere wissenschaftliche Grundlage für die jeweiligen Empfehlungen gibt, sondern eher das Maß der erhofften Risikoreduktion beschreibt. Denn die WHO empfiehlt einen Mindestabstand zwischen den Menschen im öffentlichen Raum von 1 Meter, das RKI von 1,5 Metern und die CDC aus den USA von zwei Metern („6 feet") [166, 199, 200]. So große Unterschiede in den Empfehlungen sind nicht zu verstehen und können als willkürliche Festlegung verstanden werden. Beim Niesen können sogar acht Meter erreicht werden [57]. Wäre es nicht sicherer, diesen Mindestabstand zu wählen? Andererseits wird dadurch deutlich, dass es um eine Risikoreduktion geht, die bei einigen Organisationen anders ausfällt als bei anderen. Gäbe es klare Beweise, dass ein Abstand von zwei Meter zu wesentlich weniger Übertragungen führt, wäre die Empfehlung von einem Meter zumindest fahrlässig. Gäbe es andererseits gute wissenschaftliche Belege, dass Entfernungen von mehr als einem Meter keinen zusätzlichen Nutzen bieten, könnte eine Empfehlung von zwei Metern von den Menschen als Schikane wahrgenommen werden. So liegt das RKI mit seinen 1,5 Metern irgendwo zwischen der WHO und dem CDC.

11.2. Mindestabstand von 1,5 Metern

Mit der Bund-Länder-Vereinbarung vom 16. März 2020 wurden Leitlinien gegen die Ausbreitung des Coronavirus beschlossen, in denen ein zunächst eingeschränktes Kontaktverbot enthalten war [201]. Verschiedene Einrichtungen waren zu schließen, wie Bars, Museen, Sportanlagen und Spielplätze. Am 23. März 2020 wurde bundesweit ein umfangreiches Kontaktverbot beschlossen [202]. Mancherorts ist das Halten eines Mindestabstands im öffentlichen Raum bereits Gesetz wie beispielsweise in der Hamburgischen SARS-CoV-2-Eindämmungsverordnung vom 24. April 2020. Dort heißt es: „Soweit die räumlichen Verhältnisse es zulassen, müssen Personen einen Mindestabstand von 1,5

Metern zueinander einhalten." Bei Nichtbeachtung des Abstandgebots wird ein Bußgeld in Höhe von € 150 für jeden Beteiligten erhoben [2].

Die meisten Menschen, die man sieht, gehen relativ entspannt damit um. Auf dem Bürgersteig kann man meist gut ausweichen oder die Seite wechseln. Doch es gab auch eine ältere Dame mit Maske, die auf einem Wanderweg ins Gebüsch sprang, um beim Vorbeigehen mindestens zwei Metern Abstand einhalten zu können.

11.3. Plexiglasscheiben

Immer häufiger finden sich Plexiglasscheiben im Einzelhandel zwischen Verkäufern und Kunden. Man sieht sie in Apotheken, dem Verkaufsschalter der Deutschen Bahn, beim Allgemeinarzt, in Lebensmittelläden und beim Bäcker. Bei letzterem war die Situation besonders grotesk, denn es gab eine Abstandslinie auf dem Boden vor dem Verkaufsstand des Bäckers, so dass Kunden die 1,5 Metern sicher einhalten konnten (auch wenn sie nur noch gebeugt an den Tresen zum Bezahlen kamen), es gab zusätzlich die Plexiglasscheibe, und darüber hinaus standen Verkäufer und Kunden mit einer Mund-Nasen-Bedeckung herum. Diese „Aufrüstung" wurde in der Phase sinkender Zahlen an Neuinfektionen immer weitergetrieben. Das sind die Momente, in denen man sich fragt, ob man der Einzige ist, der die Sinnhaftigkeit dieser Maßnahmen in Frage stellt. Abstand plus Plexiglas plus Mund-Nasen-Schutz: Mehr Angst kann kaum zum Ausdruck gebracht werden.

11.4. Bodenmarkierungen

Im Einzelhandel findet man teilweise Bodenmarkierungen, die sicherstellen sollen, dass die Menschen sich nicht näher als 1,5 Meter kommen bzw. dass sie nur den Hinterkopf des anderen zu sehen bekommen. Teilweise nimmt das absurde Züge an, wenn Kunden vom Sicherheitspersonal angewiesen werden, sich in das Einbahnstraßenprinzip der Laufwege einzuordnen. Viele Menschen scheinen es ohne Murren hinzunehmen, dass ihnen vorgegeben wird, auf welcher Spur sie sich zu bewegen haben. Die Sinnhaftigkeit dieser Anordnung wird nur selten hinterfragt, vielleicht auch, weil man sich als Kunde an die Vorgaben des Ladens zu halten hat (Hausordnung). Erinnern diese

Bilder nicht ein wenig an Nordkorea, wo man vereinzelt bei öffentlichen Anlässen Massen an Menschen in der Öffentlichkeit zu sehen bekam, die sich vom Staat sagen lassen, wie genau sie sich als Einzelperson in der Masse zu bewegen haben. Oft hat man hier verächtlich auf diese Menschen herabgesehen. Und nun laufen die Menschen auch hier teilweise wie eine Entenfamilie in Reih und Glied durch den Laden. Ist diese Art der Bevormundung überhaupt gerechtfertigt? Kann durch 1 m oder 50 cm Abstand beim normalen Vorbeigehen der Mitmensch neben mir tatsächlich schon infiziert werden? Mit an Sicherheit grenzender Wahrscheinlichkeit: nein. Das zeigen auch die Erkenntnisse aus Bayern, wo es unter 108 Kontakten mit geringem Risiko in keinem Fall zu einer Übertragung kam [44]. Selbst in Haushalten mit COVID-19-Patienten haben sich längst nicht alle Familienmitglieder infiziert, und hier haben die Menschen deutlich länger und in der Regel auch näheren Kontakt zueinander. Können die Menschen nicht selber dafür sorgen, dass der Abstand von 1,5 Metern in der Mehrzahl der Begegnungen eingehalten wird? Trauen die Einzelhändler oder Ordnungsämter den Menschen das tatsächlich nicht mehr zu? Rechtfertigt dieses marginale Risiko bei flüchtigen Kontakten, die unterhalb von 1,5 Metern liegen, diese Art der Bevormundung? Denn: Nach der WHO sollte sogar ein Meter Mindestabstand ausreichend sein.

11.5. Quarantäne

Alle COVID-19-Fälle werden in Deutschland normalerweise in häusliche Quarantäne gebracht, üblicherweise für mindestens 14 Tage. Wenn der Patient dann mindestens 48 Stunden symptomfrei ist, kann die Quarantäne aufgehoben werden [203].

11.6. Nutzen

Bei Patienten mit einer Grippeinfektion wurde gemessen, wie viele Influenzaviren in der Luft zu finden sind, wenn ein Abstand von 0,3, 0,9 und 1,8 Metern über 20 Minuten eingehalten wird. In der Annahme, dass eine Dosis von mehr als 1 950 Viruspartikeln bei Influenzaviren infektiös ist, wurde diese Schwelle bei 12 % der Fälle mit 0,3 Metern Abstand erreicht, bei 8 % der Fälle mit 0,9 Metern Abstand und bei 4 %

der Fälle mit 1,8 Metern Abstand [204]. Deshalb hat die physische Distanz bei längerem Kontakt wie 20 Minuten durchaus eine risikoreduzierende Wirkung.

In simulierten Berechnungen wurde dem „social distancing" zur Eingrenzung der Pandemie eine starke Wirkung zugesprochen [205]. Deshalb wurde es auch vor allem zur Begrenzung der Anzahl neuer Infektionen als eine wichtige Komponente empfohlen [206]. Die protektive Wirkung des Abstandhaltens („social distancing") in Pflegeeinrichtungen wurde im Hinblick auf die Übertragung der Influenza-Infektion während eines Ausbruchsgeschehens hin untersucht. Dazu wurden insgesamt 37 Studien mit verschiedenen, oft kombinierten Interventionen ausgewertet. Zum „social distancing" zählten am häufigsten das Isolieren (14 Studien), ein eingeschränktes Besuchsrecht (11 Studien), keine Neuaufnahmen (sieben Studien) sowie eingeschränkte Transfers der Bewohner in andere Bereiche (eine Studie). Insgesamt zeigte „Abstandhalten" in dieser Auswertung keinen präventiven Nutzen [207]. Doch diese Erkenntnisse lassen sich nur bedingt auf das öffentliche Leben übertragen.

11.7. Risiken

Das Abstandhalten von geliebten Menschen kann durchaus eine Verschlechterung des Gemützustandes hervorrufen, die bis zu Depressionen und Angstzustände reichen kann. Anzeichen dafür sind Frustration, Langeweile und schlechte Laune [208]. Die Angst kann durch widersprüchliche oder unverständliche Empfehlungen verstärkt werden [208]. So fragen sich einige Menschen, warum man sich nicht mit 21 Freunden für 1,5 Stunden treffen darf, selbst wenn ein angemessener Abstand eingehalten würde, während 22 Fußballer die gleiche Zeit ohne angemessenen Abstand auf dem Platz spielen dürfen? An diesem Beispiel wird deutlich, dass die Prämisse Infektionsschutz bei Weitem nicht so konsequent umgesetzt wird, wie es für den Bürger verständlich sein müsste.

11.8. Nutzen-Risiko-Bewertung

 Das Einhalten eines Mindestabstands bei längeren Gesicht-zu-Gesicht-Kontakten zwischen asymptomatischen Personen ist vermutlich die einfachste Methode, um unerkannte seltene Übertragungen zu verhindern. Bei kurzen Kontakten wie einer Umarmung ist ein Nutzen jedoch fraglich.

Die Risiken sind vor allem seelischer Natur und können bei einer längeren Phase sozialer Distanz oder bei einsamen Menschen besonders starke Folgen haben wie Depression, Angstzustände oder Vereinsamung. Ob es für die Einhaltung eines Mindestabstands tatsächlich einen gesetzlichen Rahmen benötigt oder ob durch überzeugendes Aufklären mit der Beschreibung guter nachvollziehbarer Argumente ein vergleichbarer Effekt auch durch freiwilliges Handeln erreicht werden kann, bleibt eine offene Frage.

12. FLÄCHEN DESINFIZIEREN

Im Supermarkt wird teilweise der Handgriff des Einkaufswagens desinfiziert, im Landtag wird das Gleiche mit der Fläche des Rednerpults gemacht, und in der Gastronomie sollen Salz- und Pfefferstreuer nach jedem Gast desinfiziert werden. Für Hotels gibt es bereits ähnliche Pläne. Um die Durchführung in Hotels zu erleichtern, werden sogar dekorative Utensilien aus den Gästezimmern entfernt.

Flächen werden im Gesundheitswesen in der Regel im Wischverfahren desinfiziert, beispielsweise im Umfeld von Patienten auf Intensivstationen. Hier hat es eine Berechtigung, weil diese Flächen einerseits von Mitarbeitern häufig mit den Händen berührt werden und weil sich auf den Flächen oft die mikrobielle Flora der Patienten findet [209]. Doch kann eine Übertragung von SARS-CoV-2 durch die Desinfektion von Flächen im öffentlichen Raum verhindert werden?

12.1. Empfehlungen des RKI

Gesundheitswesen

Je nach Risiko einer Abteilung oder Patientengruppe wird die gezielte Flächendesinfektion im Patientenumfeld empfohlen [209].

Allgemeinbevölkerung

Eine Flächendesinfektion für die Allgemeinbevölkerung wird im Rahmen der Coronavirus-Pandemie nicht empfohlen. In öffentlichen Bereichen steht die Reinigung im Vordergrund [210].

12.2. Empfehlungen der WHO

Gesundheitswesen

Die WHO hat bislang Empfehlungen zur Händehygiene sowie zur Prävention postoperativer Wundinfektionen erstellt, jedoch nicht zur Flächendesinfektion.

Allgemeinbevölkerung

Im Rahmen der Coronavirus-Pandemie wird eine Flächendesinfektion an keiner Stelle seitens der WHO empfohlen.

12.3. Zusammensetzung von Flächendesinfektionsmitteln

In Flächendesinfektionsmitteln finden sich verschiedene und häufig auch mehrere Wirkstoffe wie Benzalkoniumchlorid, Didecyldimethylammoniumchlorid, Glutaraldehyd, Alkohole, Wasserstoffperoxid, Peressigsäure oder Natriumhypochlorit. Ihre Einwirkzeit liegt meist zwischen einer und 60 Minuten [211].

12.4. Wahrscheinlichkeit einer Übertragung

Von einer Fläche kommt durch das Berühren lediglich ein Teil der Viren auf die Hände. Beispielhaft sei das hier für Atemwegsviren dargestellt. Bringt man das Rhinovirus (Schnupfenvirus) auf einen Edelstahlträger aus und berührt anschließend fünf Sekunden lang die kontaminierte Fläche, dann sind 0,7 % der Viren auf den Händen nachweisbar [212]. Beim Parainfluenzavirus ist die Rate mit 1,5 % etwas höher [212]. Vom Influenza-A-Virus hingegen finden sich nach drei Sekunden Berühren von Edelstahl 7,9 % der Viren auf den Fingerkuppen wieder, von Papier ließen sich nur 0,25 % der Viren später auf den Händen nachweisen [213]. Wie viele Viren von den Händen auf die Schleimhäute bei einer Berührung abgegeben werden, ist nicht untersucht. Von Edelstahlflächen jedoch weiß man, dass von den Händen, die mit Rhinoviren kontaminiert wurden, lediglich 0,9 % auf der Fläche zu finden sind, wenn diese fünf Sekunden berührt wird [212]. Von den Händen aus geht vermutlich also ein weiterer Teil beim Berühren mit den Schleimhäuten oder der Haut verloren.

12.5. Nutzen

Für einzelne Präparate wurde in Ausbruchsituationen oder in Risikobereichen ein Gesundheitsnutzen für die Patienten in Kliniken belegt [214-216]. Ein Gesundheitsnutzen für die Allgemeinbevölkerung im Rahmen der Coronavirus-Pandemie wurde bislang nicht nachgewiesen. Insbesondere bei Flächendesinfektionsmitteln, die ihre Wirksamkeit gegenüber behüllten Viren wie dem Coronavirus innerhalb von einer Stunde erbringen, ist der Nutzen kaum gegeben, wenn die desinfizierte Fläche bereits wenige Momente später wieder von anderen Menschen berührt wird. In diesem Fall ist es lediglich eine Alibihandlung, von der in dieser kurzen Einwirkzeit nicht einmal eine geringe viruzide Wirkung erwartet werden kann.

12.6. Risiken

Je nach Formulierung können Flächendesinfektion die Haut irritieren, Allergien auslösen oder zu Toleranzen und Resistenzen bei Bakterien führen [209]. Deshalb sollen sie nur gezielt eingesetzt werden, unter Beachtung der Sicherheitshinweise des Herstellers. Die routinemäßige Flächendesinfektion im Haushalt kann die Gesundheit von Kleinkindern beeinträchtigen. In 2018 wurden 3 296 Kinder aus drei kanadischen Städten seit der Schwangerschaft ihrer Mütter begleitet. Säuglinge hielten sich die meiste Zeit innerhalb der heimischen Wohnung auf. Die Bakterien, die sie dort über den Mund aufnahmen, beeinflussten die Zusammensetzung ihrer Darmflora. Die Forscher konnten zeigen, dass sich die Darmflora der Säuglinge in Haushalten mit routinemäßigem Einsatz von Desinfektionsmitteln in den ersten drei Lebensmonaten signifikant veränderte. Wenn die Mütter sehr häufig Desinfektionsmittel eingesetzt hatten, stieg der Anteil der Lachnospiraceae in den Stuhlproben signifikant an. Gleichzeitig sank der Anteil der Gattung Haemophilus. Ein erhöhter Anteil von Lachnospiraceae weist nach Ansicht vieler Forscher auf eine Störung der Darmflora hin. Eine Ausbreitung von Lachnospiraceae wurde in anderen Studien mit einer Anfälligkeit gegenüber Ekzemen und einem Typ-1-Diabetes in Verbindung gebracht. Die Verwendung von umweltfreundlichen Reinigungsmitteln hatte dagegen günstige Auswirkungen auf die Darmflora. Eine weitere Folge der routinemäßigen Anwendung von Desinfektionsmitteln im Haushalt war ein signifikant erhöhtes Körpergewicht der Säuglinge [217].

In einer weiteren Studie wurde nachgewiesen, dass auf Flächen, die regelmäßig desinfiziert werden, die Vielfalt des Mikrobioms signifikant niedriger ist und gleichzeitig die Vielfalt an Resistenzgenen signifikant zunimmt [218]. Das ist ein alarmierendes Ergebnis, denn die Multiresistenz bei Bakterien nimmt bereits durch die teils unnötige Antibiotikagabe bei Patienten und der Tierzucht immer weiter zu. Einige Wirkstoffe aus Flächendesinfektionsmitteln wie das Benzalkoniumchlorid kann bei zahlreichen Bakterienarten zu einer Toleranz gegenüber dem Wirkstoff, anderen Wirkstoffen aus Desinfektionsmitteln (Kreuztoleranz) sowie vereinzelt sogar zu neuen Resistenzen gegenüber Antibiotika führen [158]. Diese erhöhte Toleranz ist bei zahlreichen Spezies stabil, so dass sie sich nicht mehr zurückbildet, wenn der Selektionsdruck durch den Wirkstoff nachlässt. So kann das Bakterium *E. coli*, Auslöser von Harnweginfektionen, bis zu 100-fach unempfindlicher gegenüber Benzalkoniumchlorid werden, sodass es durch reguläre Desinfektionsverfahren auf dieser Wirkstoffbasis kaum noch abgetötet werden kann [219]. Vereinzelt wurden bei *E. coli* neue Resistenzen gegenüber Antibiotika wie Amoxicillin oder Trimethoprim beschrieben, wenn die Bakterienzellen gegenüber niedrigen Konzentrationen von Benzalkoniumchlorid exponiert wurden [219].

12.7. Nutzen-Risiko-Bewertung

Aufgrund der geringen Wahrscheinlichkeit einer Kontamination von Flächen mit SARS-CoV-2 im öffentlichen Raum und der nur anteiligen Übertragbarkeit auf Hände ist der gesundheitliche Nutzen der Desinfektion von Flächen ausgesprochen unwahrscheinlich. Es sind jedoch Risiken für einige Wirkstoffe bekannt wie die Möglichkeit von Hautirritationen, Allergien oder bakteriellen Toleranzen und Resistenzen.

 Die Flächendesinfektion wird weder von der WHO noch vom RKI im Rahmen der Coronavirus-Pandemie für den privaten und öffentlichen Raum empfohlen. Eine Reinigung der Flächen ist ausreichend und mit weniger Risiken behaftet.

13. BARGELDLOS ZAHLEN

Zunehmend sieht man im Einzelhandel den Hinweis „möglichst bargeldlos bezahlen" oder „vorzugsweise kontaktlose Zahlung". Das Zahlen mit EC-Karte wird teilweise mit der Eingabe der PIN-Nummer durchgeführt, so dass es zu zahlreichen Berührungen der Zahlentasten durch die Kunden kommt. Einen Vorteil zu Bargeld ist hier deshalb nicht zu erkennen. Kontaktloses Zahlen bietet auch keinen belastbaren Vorteil. Denn bislang ist keine Übertragung einer COVID-19-Infektion über Bargeld beschrieben worden, wenn man die Fachliteratur auswertet. Es wurde auch bislang nicht belegt, dass SARS-CoV-2 überhaupt auf Bargeld nachweisbar ist, weder die RNA von SARS-CoV-2 noch infektiöses Virus. Ein wissenschaftlicher Beleg, dass es vom Bargeld aus in ausreichend hoher Virenzahl übertragen werden kann, ist ebenfalls nicht vorhanden. Somit kann man sich dieser Fragestellung nur aus einer theoretischen Betrachtungsweise nähern. Wie wahrscheinlich ist es also, dass man das Geld von einem COVID-19-Patienten bekommt, der darüber hinaus noch auf das Geld geniest oder gehustet hat?

13.1. Wahrscheinlichkeit einer Kontamination

Die Wahrscheinlichkeit, dass eine symptomfreie Person bei dem kurzen Kontakt mit Bargeld die Viren durch Niesen oder Husten auf das Geld aufgebracht hat, ist minimal. Denn es gilt zu bedenken, dass es sich in diesem Fall um asymptomatische oder präsymptomatische CO-VID-19-Fälle handelt, die also normalerweise weder niesen noch husten. Ihre erwartete Häufigkeit in der Bevölkerung wird in Kapitel 15.3. geschätzt. Es bleibt darüber hinaus noch die Frage, ob die Virenlast auf dem Bargeld überhaupt groß genug sein kann, um eine Übertragung auf eine dritte Person, den Empfänger des Geldes, zu ermöglichen.

SARS-CoV-2 kann auf Geldscheinen bis zu zwei Tage als infektiöses Virus nachweisbar bleiben [90]. Hier gilt es jedoch zu beachten, dass die Anzahl der Viren im Lauf der Zeit immer weiter abnimmt (Abbildung 7). Bereits nach drei Stunden sind mehr als 90 % der Viren nicht mehr nachweisbar. Nach sechs Stunden sind schon 99 % nicht mehr vorhanden. Und nach einem Tag ist die Zahl um fast 99,9 % niedriger [90]. Darüber hinaus gilt es zu bedenken, dass diese Versuche im Labor durchgeführt werden und dass das Virus in einem standardisierten Verfahren angezüchtet wird. Im echten Leben wird das Virus aus den Atemwegen von infizierten Personen kommen, also aus dem Speichel der Mundhöhle oder dem Sputum. Hier ist mit Antikörpern, weißen Blutkörperchen (Leukozyten), Peroxidasen (können das Virus inaktivieren), Bakterien und Hefepilzen zu rechnen, die möglicherweise dazu führen, dass Viren im Sputum weitaus kürzer auf Bargeld infektiös bleiben, möglicherweise eher Stunden als Tage, doch sichere Erkenntnisse dazu fehlen [91]. Die Wahrscheinlichkeit einer Übertragung von SARS-CoV-2 über Flächen ist beispielhaft im Kapitel 12.4. beschrieben und gilt in den Grundzügen auch für Bargeld.

Bargeld ist nicht steril und muss es auch nicht sein. Die EC-Karte oder Kreditkarte ist ebenfalls nicht steril und muss es ebenso wenig sein. In der Regel finden sich diejenigen Mikroorganismen auf der Oberfläche, die zur natürlichen Flora der Haut gehören und somit völlig harmlos sind. Auf unserer Haut schützen sie den Menschen und richten in der Regel keinen Schaden an.

13.2. Nutzen-Risiko-Bewertung

Das kontaktlose Bezahlen hat keinen infektiologischen Nutzen im Rahmen der COVID-19-Pandemie.

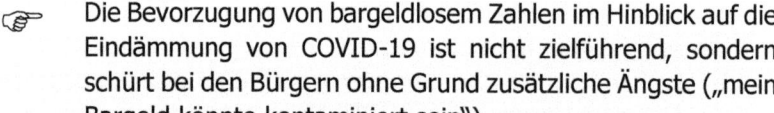 Die Bevorzugung von bargeldlosem Zahlen im Hinblick auf die Eindämmung von COVID-19 ist nicht zielführend, sondern schürt bei den Bürgern ohne Grund zusätzliche Ängste („mein Bargeld könnte kontaminiert sein").

Aus diesem Grund sollten Politik und Einzelhandel diese Empfehlung zurücknehmen oder den Bürgern plausibel erklären, warum Bargeld eine so wichtige Infektionsquelle für COVID-19 darstellt, dass man von seiner Nutzung lieber abraten sollte. Doch diese glaubhafte und wissenschaftlich nachvollziehbare Begründung fehlt.

14. BEISPIEL FRISEURSALON – VORAUSSETZUNGEN ZUR WIEDERERÖFFNUNG

Das Friseurhandwerk war eine von zahlreichen betroffenen Branchen, das seine Tätigkeit bis auf Weiteres einstellen musste. Die Regierungschefs der Länder haben am 15. April 2020 beschlossen, dass Friseurbetriebe voraussichtlich ab dem 4. Mai 2020 wieder öffnen dürfen, und zwar „unter Auflagen zur Hygiene, zur Steuerung des Zutritts und zur Vermeidung von Warteschlangen sowie unter Nutzung von persönlicher Schutzausrüstung" [171]. Die Berufsgenossenschaft für Gesundheitsdienst und Wohlfahrtspflege (BGW) veröffentlichte in der Folge einen „SARS-CoV-2 Arbeitsschutzstandard für das Friseurhandwerk" (Stand: 22. April 2020), der auf dem SARS-CoV-2-Arbeitsschutzstandard des Bundesministeriums für Arbeit und Soziales basiert [220].

Dabei gelten zwei Grundsätze, die aufgrund des direkten Kontakts und somit erhöhten Infektionsrisikos zwischen Friseurin oder Friseur und den Kunden und Kundinnen nötig sind:

1. Für Tätigkeiten, bei denen der Mindestabstand von 1,5 Metern nicht sicher eingehalten werden kann, müssen Beschäftigten Mund-Nasen-Bedeckungen zur Verfügung gestellt werden. Kunden und Kundinnen müssen ebenfalls eine Mund-Nasen-Bedeckung tragen.

2. Personen – Beschäftigte und Kundschaft – mit Symptomen einer Infektion der Atemwege (sofern nicht etwa vom Arzt abgeklärte Erkältung) oder Fieber sollen sich generell nicht im Friseursalon aufhalten. Der Betrieb hat ein Verfahren zur Abklärung von Verdachtsfällen (etwa bei Fieber; siehe RKI-Empfehlungen) festzulegen, zum Beispiel im Rahmen von Infektions-Notfallplänen.

Der Branchenstandard ist für alle Friseurbetriebe verbindlich. Darüber hinaus sind länderspezifische Vorgaben ebenso wie weitere ergänzende Empfehlungen des RKIs umzusetzen. Nachfolgend werden einige Auszüge aus der Perspektive eines Kunden beschrieben.

Grundsätzliche Einschätzung
Die Wahrscheinlichkeit, dass durch den Besuch beim Friseur das SARS-CoV-2 von einem asymptomatischen Kunden auf den Mitarbeiter übertragen wird, ist insgesamt sehr gering. Aus der Beispielrechnung für

Hamburg (siehe Kapitel 15.3.) wird deutlich, dass an einem ausgewählten Stichtag (6. Mai 2020) lediglich 0,04 % der Menschen als asymptomatische COVID-19-Personen zu erwarten sind. Das Waschen und Schneiden der Haare mag 30 – 45 Minuten dauern. Der Friseur sitzt meist neben oder hinter dem Kunden und nur einen Teil der Zeit unmittelbar vor dem Kunden. Meist unterhält man sich, so dass einzelne Tröpfchen im Umfeld erwartet werden können.

Terminabsprache

Bereits bei der Terminierung ist darauf hinzuweisen, dass Kundinnen und Kunden mit Symptomen einer Atemwegsinfektion nicht bedient werden dürfen.

Meine Einschätzung

Das kann sehr sinnvoll sein, um Kunden mit Anzeichen einer Atemwegsinfektion nicht im Friseursalon zu bedienen.

Damit später mögliche Kontaktpersonen identifiziert und informiert werden können, sind aussagefähige Kontaktdaten zu erfragen und zu dokumentieren.

Vor dem Betreten des Friseursalons

Kunden mit entsprechenden Krankheitssymptomen, vor allem Fieber, Husten und Atemnot, Geschmacks- und Geruchsstörungen, sind aufzufordern, den Salon nicht zu betreten.

Kundenkontaktdaten sowie Zeitpunkt des Betretens/Verlassens des Salons sind mit deren Einverständnis zu dokumentieren, damit eine etwaige Infektionskette nachvollzogen werden kann. Kunden können nur bedient werden, wenn sie mit der Dokumentation einverstanden sind. Die Kundschaft muss über die Maßnahmen informiert werden, die aktuell im Salon zum Infektionsschutz vor SARS-CoV-2 gelten (Mund-Nasen-Bedeckungen tragen, Händehygiene, Einhalten Husten-Nies-Etikette etc.).

Meine Einschätzung

Hier ist der Nutzen des Abfragens von Symptomen zumindest fraglich, wenn es insgesamt nur noch sehr wenige Neuinfektionen gibt und man bei der Anzahl der Friseurkunden und der Art des Kontakts nur eine insgesamt geringe Übertragungswahrscheinlichkeit hat. Bei Umsetzung der empfohlenen Maßnahmen ist darüber hinaus mit keiner Übertragung im Friseursalon zu rechnen, so dass auch die Dokumentation persönlicher Daten wahrscheinlich keinen Mehrwert bietet.

Vorgaben für den Friseur

Beschäftigte tragen verpflichtend Einmalhandschuhe – von der Begrüßung der Kundschaft bis nach dem obligatorischen Haarewaschen.

Meine Einschätzung
Diese Maßnahme ist nicht gerechtfertigt, wenn damit die Übertragung von SARS-CoV-2 vermieden werden soll.

Nach jedem Kundenkontakt sind die Hände zu desinfizieren oder zu waschen. Wegen der hohen Hautbelastung durch vermehrtes Tragen von flüssigkeitsdichten Schutzhandschuhen und intensivem Händedesinfizieren und -waschen muss verstärkt auf Hautschutz und Hautpflege geachtet werden. Händedesinfektion ist dem Händewaschen vorzuziehen, da es hautschonender ist. Das Händedesinfektionsmittel muss mindestens „begrenzt" viruzid sein.

Meine Einschätzung
Da der Kundenkontakt im Wesentlichen ein Haar- bzw. Kopfhautkontakt ist und Haare und die Kopfhaut nach heutigem Kenntnisstand kein Reservoir für SARS-CoV-2 darstellen, ist der Nutzen dieser Maßnahme sehr fraglich, wenn damit die Übertragung von SARS-CoV-2 vermieden werden soll. Die Haut der Mitarbeiter wird durch das obligate Handschuhtragen bis nach dem Haarewaschen und das nun häufigere Waschen oder Desinfizieren der Hände zusätzlich stark beansprucht.

Wartebereiche sind zu schließen, um Personenansammlungen zu vermeiden. So kann die Anzahl der im Salon Anwesenden gezielt gesteuert werden.

Nach jeder Kundenbehandlung sind Kontaktflächen wie Friseurstuhl und Ablagen mit einem fettlösenden Haushaltsreiniger abzuwischen.

Meine Einschätzung

Der Kunde hat auf dem Friseurstuhl lediglich gesessen und wahrscheinlich mit den Händen die Armlehne berührt. Wie sollen die virenhaltigen Tröpfchen beim Sitzen auf die Sitzfläche oder auf die Armlehne unter dem Umhang gekommen sein? Auch hier ist aus meiner Sicht kein Nutzen zu erwarten.

Der Mindestabstand von 1,5 Metern zwischen Kundinnen und Kunden und Beschäftigten muss eingehalten werden – auch an den Waschbecken und auf den Wegen dorthin.

Meine Einschätzung

Das mag aus grundsätzlichen Erwägungen richtig sein, wenn es eine gesetzliche Vorgabe gibt, diesen Abstand nach Möglichkeit immer einzuhalten. Doch ist es nicht ziemlich absurd, wenn Friseur und Kunde bei der Friseurleistung 30 – 45 Minuten näher beieinander sind und in den wenigen Sekunden beim Vorbeigehen zum Waschbecken sich auf einmal aus dem Weg gehen? Was kann dadurch tatsächlich erreicht werden, außer der Form zu genügen? Der Nutzen dieser Maßnahme im Friseursalon ist deshalb sehr fraglich, wenn damit die Übertragung von SARS-CoV-2 vermieden werden soll.

Arbeitsutensilien wie Kämme, Bürsten, Wickler und Ähnliches dürfen erst am gewaschenen Kopf der Kundschaft verwendet werden. Eine Mehrfachverwendung ohne Zwischenreinigung für mehrere Personen ist auszuschließen. Alle Materialien sind nach jedem Kunden, jeder Kundin mit einem fettlösenden Haushaltsreiniger zu reinigen. Wie bisher sind Geräte am Ende der Schicht und bei sichtbarer Verschmutzung mit Blut sofort zu reinigen und zu desinfizieren.

Meine Einschätzung

Da der Utensilienkontakt im Wesentlichen ein Haarkontakt ist und Haare nach heutigem Kenntnisstand kein Reservoir für SARS-CoV-2 darstellen, ist der Nutzen dieser Maßnahme sehr fraglich, wenn damit die Übertragung von SARS-CoV-2 vermieden werden soll.

Es kann derzeit nicht ausgeschlossen werden, dass Corona-Viren über die Kleidung weitergegeben werden. Deshalb müssen

Einmalumhänge aus Stoff oder Kunststoff für die Kundschaft vorgehalten werden. Sie werden am Ende der Behandlung entsorgt und gewechselt. Die Einmalumhänge müssen den Kundenkörper und mögliche Kontaktpunkte mit der Friseurin, dem Friseur vollständig bedecken.

Meine Einschätzung
Die Wahrscheinlichkeit einer Übertragung von Umhängen auf den nächsten Kunden geht gegen Null. Dazu müsste der erste Kunde virenhaltige Tröpfchen auf den Umhang gebracht haben, was ohnehin schon sehr unwahrscheinlich ist, die in der Folge von dem nächsten Kunden von der Oberfläche des Umhangs eingeatmet werden. Der Nutzen dieser Maßnahme ist deshalb sehr fraglich, wenn damit die Übertragung von SARS-CoV-2 vermieden werden soll.

Der Weg zum Friseurstuhl

Kunden sollten sich nach Betreten des Salons die Hände waschen oder desinfizieren.

Meine Einschätzung
Das kann zum Selbstschutz sinnvoll sein, wenn zuvor die Möglichkeit gegeben war, dass die Hände kontaminiert werden. Ein Fremdschutz ist hier jedoch nicht zu erwarten. Die Hände sollten vorzugsweise gewaschen werden.

Nur der jeweilige Kunde und der Friseur dürfen sich für die Dauer der Friseurtätigkeiten einander nähern. Schutzmaßnahmen wie das Tragen von Mund-Nasen-Bedeckungen und ein Kundenumhang müssen konsequent eingehalten werden.

Die einzelnen Bewegungsräume sollten durch Markierungen und/oder Absperrungen verdeutlicht werden.

Meine Einschätzung
Das Markieren von Bewegungsräumen nimmt insgesamt zu, nun auch beim Friseur. Dadurch soll offenbar dem Kunden gezeigt werden, in welchen Bereichen der Aufenthalt ohne virale Übertragungsgefahr möglich ist. Hier trifft die gleiche Einordnung zu wie vorher beim Gang zum Waschbecken.

Wartebereiche und Spielecken sind zu schließen. Jegliche Bewirtung hat zu unterbleiben. Auch Zeitschriften dürfen nicht zur Verfügung gestellt werden.

Meine Einschätzung
Mir sind bislang keine COVID-19-Fälle bekannt geworden, die über Zeitschriften übertragen wurden. Diese Maßnahme ist kaum begründbar, wenn damit die Übertragung von SARS-CoV-2 vermieden werden soll. Da der Wartebereich ohnehin geschlossen sein soll, ist die Vorgabe zum Vorhalten von Zeitschriften aber kein relevanter Aspekt.

Die Friseurleistung

Bei jedem Kunden, bei jeder Kundin sind die Haare zu waschen.

Meine Einschätzung
Bislang wurde noch nie eine Übertragung von SARS-CoV-2 von den Haaren einer Person beschrieben. Das Vorhandensein des Virus auf Haaren wurde nicht einmal untersucht, weil es keine Hinweise auf Haare als Infektionsquelle gibt. Die Mehrzahl der Kunden mit einem Trockenhaarschnitt werden sich ohnehin kurz vor dem Friseurbesuch die Haare waschen. Daher ist diese Maßnahme aus meiner Sicht nicht gerechtfertigt, wenn damit die Übertragung von SARS-CoV-2 vermieden werden soll.

Während der Kundenbedienung, bei der der Mindestabstand von 1,5 Metern nicht eingehalten werden kann, müssen Beschäftigte sowie Kundschaft Mund-Nasen-Bedeckungen tragen. Die Kundin oder der Kunde muss einen Umhang tragen, der alle möglichen Kontaktpunkte abdeckt.
Kundinnen und Kunden dürfen sich derzeit die Haare nicht selbst föhnen, um Kontakte mit Geräten so gering wie möglich zu halten.

Meine Einschätzung
Wenn sich die Kunden am Eingang sogar die Hände gewaschen oder desinfiziert haben, besteht keine Kontaminationsgefahr der Hände über den Föhn, der vorher von einem anderen Kunden verwendet wurde. Diese Maßnahme ist nicht gerechtfertigt, wenn damit die Übertragung von SARS-CoV-2 vermieden werden soll.

Der Weg zum Ausgang

Im Kassenbereich sollte ein Schutzschild zwischen Kundschaft und Kasse aufgestellt werden. Kontaktloses Bezahlen ist zu bevorzugen.

Meine Einschätzung

Hier sieht es nach einem Fall von doppelter oder dreifacher Sicherheit aus, es sei denn, dass der Abstand zwischen Kunde und Friseur an der Kasse weniger als 1,5 Meter beträgt und kein Mund-Nasen-Schutz getragen wird.

Da Bargeld keine relevantes Übertragungsrisiko für SARS-CoV-2 darstellt, ist diese Bevorzugung von kontaktlosem Bezahlen nicht mit dem Infektionsschutz begründbar.

Für die Gastronomie sind inzwischen vergleichbare Hygiene-Konzepte veröffentlicht worden, deren kritische Betrachtung ebenso einer fachlichen Bewertung in Teilen sicher nicht standhalten wird, wenn eine Nutzen-Risiko-Bewertung vorgenommen würde und keine Null-Risiko-Philosophie das Ziel ist. Denn bei allen empfohlenen oder angeordneten Maßnahmen sollten die gesicherten wissenschaftlichen Erkenntnisse zu den relevanten Übertragungswegen und dem Nutzen einzelner Maßnahmen berücksichtigt werden.

15. RISIKEN UND ÜBERTRAGUNGSWAHRSCHEINLICHKEITEN

15.1. Kontakt mit Infizierten als Risiko

Einzelne Studien lassen eine Beschreibung des Übertragungsrisikos zu, wenn Menschen engen Kontakt zu COVID-19-Patienten haben (Tabelle 9).

Anzahl der COVID-19-Patienten [Quelle]	Anzahl der Kontakte	Art des Kontakts	Relative Häufigkeit von Übertragungen
16 [44]	4	Personen im gleichen Haushalt und dauerhaft gleichen Raum	75 %
16 [44]	20	Personen im gleichen Haushalt, jedoch nicht dauerhaft im gleichen Raum	10 %
16 [44]	217	„Hochrisiko-Kontakte": Gesicht zu Gesicht-Kontakt über mindestens 15 Minuten zu bestätigtem Fall; Kontakt mit Körpersekreten eines bestätigten Falls; bei Krankenhauspersonal jeder Kontakt mit einem Abstand < 2 m ohne Schutzkleidung	5,1 %
100 [221]	2 761	„Hochrisiko-Kontakte": mindestens 15-minütiges Untersuchen des Patienten von Gesicht zu Gesicht ohne entsprechende persönliche Schutzausrüstung	0,7 %*

Fortsetzung von Tabelle 9 auf Seite 103.

Anzahl der COVID-19-Patienten [Quelle]	Anzahl der Kontakte	Art des Kontakts	Relative Häufigkeit von Übertragungen
10 [222]	445	Kontakte mit folgenden Kriterien: gleicher Haushalt, Nachbarn mit mindestens 10 Minuten Kontakt und einem Abstand < 2 m; sonstige Personen mit Kontakten über 10 Minuten zu COVID-19-Fällen im Warteraum oder Flugzeug	0,45 %**
2 [222]	146	Sekundärkontakte neuer Fälle	0 %
16 [44]	108	„Kontakte mit geringem Risiko"	0 %

Tabelle 9: Relative Häufigkeit von Übertragungen durch engen Kontakt zu COVID-19-Fällen; *Infektionsrate innerhalb der ersten fünf symptomatischen Tage des Patienten höher; **nur Übertragungen im Haushalt.

Im Umfeld eines Ausbruchs wurden zahlreiche Personen mit Hochrisiko-Kontakten untersucht. Dazu zählte der zugewandte Kontakt (Gesicht-zu-Gesicht) über mindestens 15 Minuten zu einem bestätigten Fall oder der Kontakt mit den Körpersekreten eines bestätigten Falls. Bei Krankenhauspersonal zählte jeder Kontakt mit einem Abstand von weniger als zwei Metern ohne Schutzkleidung als Hochrisiko-Kontakt.

Insgesamt wurden 16 neue Fälle gefunden, von denen 15 Personen höchstens milde oder unspezifische Symptome zeigten. Eine Person blieb ohne Symptome. Innerhalb von Haushalten wurde in der Folge bei 20 Personen ein Übertragungsrate von 10 % festgestellt, durch sonstige Hochrisiko-Kontakte wurden bei 217 Personen 5,1 % neue Fälle ausgelöst, keine neuen Infektionen gab es bei 108 Personen durch Kontakte mit geringem Risiko [44].

Insgesamt kommt es nur selten zu einer Übertragung außerhalb des eigenen Haushalts, selbst bei vergleichsweise langem Gesicht-zu-Gesicht-Kontakt.

15.2. Anzahl möglicher Quellen

Die epidemische Kurve der neuen Fälle in Deutschland zeigt, dass in der Phase mit der höchsten Zahl an täglichen Neuinfektionen am 3. April 2020 insgesamt 6 174 Fälle hinzugekommen waren. Am 1. Mai 2020 sank die Zahl auf nur noch 1 639 Fälle pro Tag und sinkt seitdem weiter. Ein Teil dieser neuen Fälle wird symptomatisch gewesen sein und wurde in der Folge auf SARS-CoV-2 untersucht. Ein weiterer Teil der Fälle wird als Kontaktperson ohne Symptome identifiziert worden sein und wurde danach positiv auf SARS-CoV-2 getestet. Von dieser Untergruppe wird ein Teil während der Quarantäne symptomatisch geworden sein (präsymptomatisch zum Diagnosezeitpunkt), der andere Teil blieb trotz Virusnachweis weiterhin ohne Symptome.

Nach heutigem Stand der Kenntnis beginnt die Verbreitung des infektiösen SARS-CoV-2 über die Atemwege bereits zwei Tage vor dem Beginn der Symptome und dauert bis zu sieben Tage nach Beginn der Symptome (Abbildung 12) [25, 46].

15.3. Geschätzte Häufigkeit asymptomatisch Infizierter

Zunächst soll abgeschätzt werden, wie viele Menschen man rein rechnerisch im öffentlichen Raum antreffen könnte, die als asymptomatisch oder präsymptomatisch infiziert zu betrachten sind (Abbildung 13).

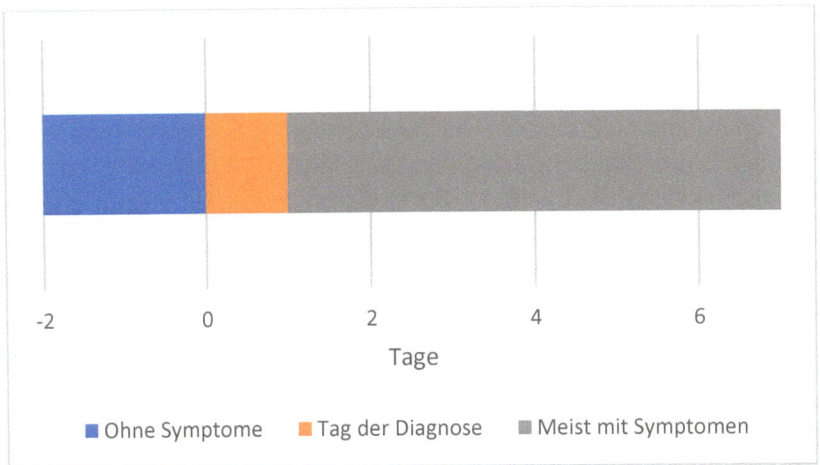

Abbildung 12: Schematische Darstellung des Verlaufs der Infektiosität von CO-VID-19 über den Nachweis infektiöser SARS-CoV-2 aus dem Nase-Rachen-Raum; abgeleitet aus [25, 46].

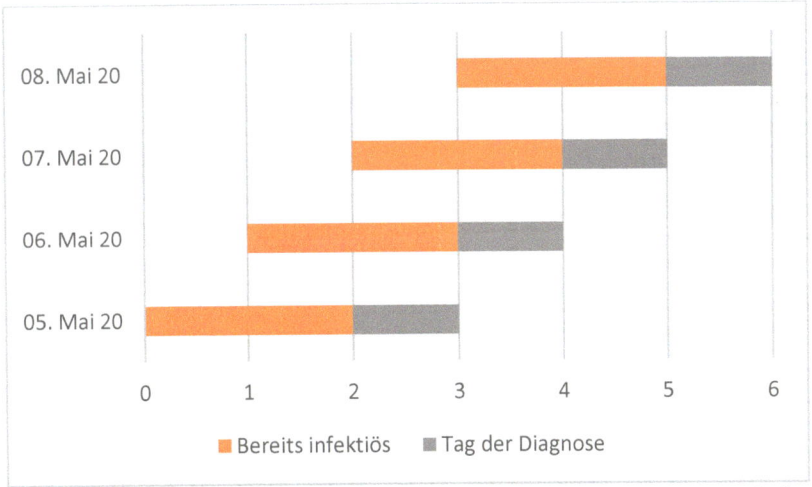

Abbildung 13: Schema zur Schätzung potenziell infektiöser asymptomatischer COVID-19 Fälle, wenn diese zwei Tage vor Diagnosestellung bereits infektiös sind.

Die Ausbreitung von SARS-CoV-2 ist regional sehr unterschiedlich. Für Hamburg mit seinen 1,8 Millionen Einwohnern wurden am 6. Mai insgesamt 253 neue Fälle gemeldet. Wenn man davon ausgeht, dass Fälle im Durchschnitt bereits zwei Tage vor der Diagnose infektiös sind, kommen am 6. Mai bereits die Personen hinzu, die erst am 7. und 8. Mai als Fall identifiziert werden. Somit wären am 6. Mai etwa 759 Personen asymptomatisch infiziert und potenziell im öffentlichen Raum unterwegs gewesen. In meinem Stadtteil wohnen etwa 435 000 Einwohner. Somit könnten hier rechnerisch etwa 183 asymptomatisch Infizierte unterwegs sein (0,04 %). Wenn man beim Einkauf auf dem Weg zum Laden und im Laden insgesamt 100 Menschen begegnet, unabhängig davon wie nah man sich kommt, so besteht eine Wahrscheinlichkeit von 4 %, überhaupt einem asymptomatisch Infizierten zu begegnen.

15.4. Art des Kontakts

Bei den beschriebenen Fällen von Übertragungen von Mensch zu Mensch gab es meist eine bestimmte Art von Kontakt. Dieser war eher lang (häufig mindestens 15 Minuten), es gab oft einen Gesicht-zu-Gesicht-Kontakt, und es gab oft relative Nähe (beispielsweise bei der körperlichen Untersuchung von Patienten). Darüber hinaus weiß man von asymptomatischen Personen, dass beim Sprechen Tröpfchen entweichen, dass lautes Sprechen zu mehr Tröpfchenpartikeln führt und dass eine Mund-Nasen-Bedeckung vor allem einen theoretischen Nutzen hat. Diese Variablen entscheiden maßgeblich über die Wahrscheinlichkeit einer Übertragung durch Tröpfchen zwischen Menschen (Tabelle 10). Nachfolgend wird versucht, die Art des Kontakts mit dem damit verbundenen Risiko für eine Tröpfchenübertragung zu charakterisieren.

Beschreibung des Kontakts	Kategorie	Risiko der Übertragung
Dauer	kurz mittel lang	Größer bei zunehmender Dauer des Kontakts, minimal bei kurzem Kontakt
Direkt gegen-über	Ja Nein	Größer bei Gesicht-zu-Gesicht-Kontakt, geringer beim seitlich versetzten aneinander Vorbeigehen oder hintereinander Hergehen
Nähe	normal 1,5 m 3 m	Größer bei Nähe, mit zunehmender Distanz geringer [204]
Gespräch	Ja Nein	Größer beim Sprechen [223]
Lautstärke beim Sprechen	leise normal laut	Größer bei lautem Sprechen [60]
Mund-Nasen-Bedeckung	Ja Nein	Wahrscheinlich nur etwas geringer mit Mund-Nasen-Bedeckung

Tabelle 10: Charakterisierung von Kontaktarten im Hinblick auf die Wahrscheinlichkeit, über Tröpfchen ein Virus zu übertragen.

Fallbeispiel Patientenversorgung

Wie an der schematischen Zeichnung von Abbildung 14 gut zu erkennen ist, ist durch die Nähe, die Dauer des Kontakts, den Gesicht-zu-Gesicht-Kontakt sowie das Sprechen ein relevantes Übertragungsrisiko vorhanden, vor allem, wenn der Mitarbeiter keinen Mund-Nasen-Schutz trägt.

Patient - Mitarbeiter	Risikobeschreibung
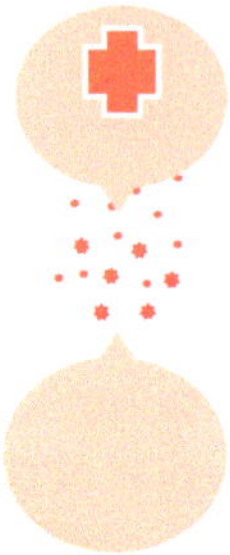	Dauer: 10 – 60 Minuten Gesicht direkt gegenüber: ja Nähe: meist < 1 m Gespräch: meistens ja Fazit: relevantes Übertragungsrisiko, vor allem ohne Mund-Nasen-Schutz

Abbildung 14: Übertragungsrisiko Patient - Mitarbeiter.

Fallbeispiele Einkauf

Nachfolgend werden zwei typische und häufige Kontakte beim Einkaufen beschrieben. Beim Anstehen an der Kasse ist kein relevantes Übertragungsrisiko zu erkennen, da der Kontakt in der Regel nur wenige Minuten dauert, es keinen Gesicht-zu-Gesicht-Kontakt gibt, meist ausreichend Abstand durch den Einkaufswagen gewährleistet und meist nicht gesprochen wird (Abbildung 15).

Anstehen an der Kasse	Risikobeschreibung
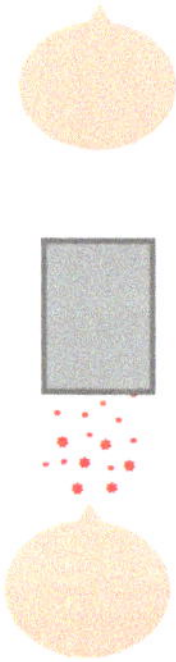	Dauer: wenige Minuten Gesicht direkt gegenüber: nein Nähe: meist > 1 m Gespräch: meistens nein Fazit: kein relevantes Übertragungsrisiko, ob mit oder ohne Mund-Nasen-Bedeckung

Abbildung 15: Fallbeispiel „Anstehen an der Kasse".

Das aneinander Vorbeigehen im Supermarkt sollte ebenfalls kein relevantes Übertragungsrisiko darstellen, denn der Kontakt ist sehr kurz, es gibt keinen Gesicht-zu-Gesicht-Kontakt, der seitliche Abstand ist eher kurz, aber in der Regel gehen die Menschen stumm aneinander vorbei (Abbildung 16).

Aneinander vorbeigehen	Risikobeschreibung
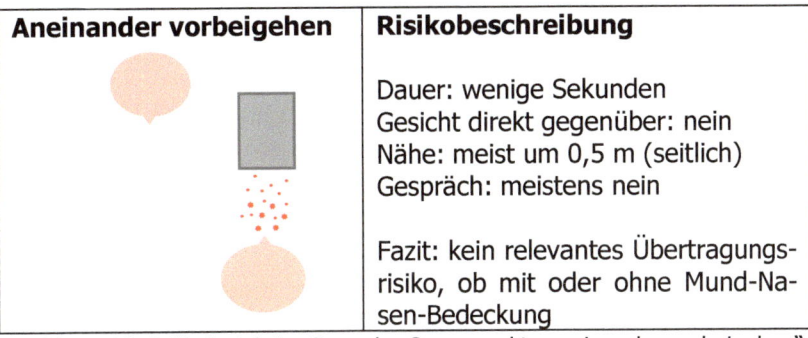	Dauer: wenige Sekunden Gesicht direkt gegenüber: nein Nähe: meist um 0,5 m (seitlich) Gespräch: meistens nein Fazit: kein relevantes Übertragungs-risiko, ob mit oder ohne Mund-Na-sen-Bedeckung

Abbildung 16: Fallbeispiel „im Gang des Supermarkts aneinander vorbeigehen".

Fallbeispiel Restaurant

Restaurant

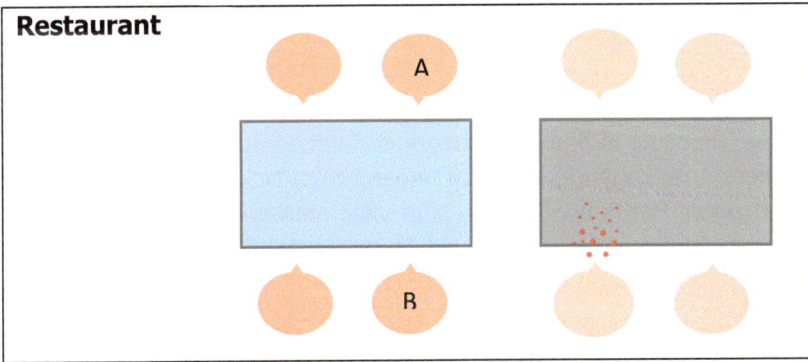

Risikobeschreibung Nachbartisch

Dauer: Stunden
Gesicht direkt gegenüber: nein
Nähe: ca. 1 m zu Person A, ca. 0,6 m zu Person B
Gespräch: ja

Fazit: geringes bis mittleres Übertragungsrisiko

Abbildung 17: Fallbeispiel „Essen im Restaurant".

Für Restaurants soll demnächst ein Abstand zwischen Gästen, die nicht an einem Tisch sitzen, von mindestens 1,5 Metern eingehalten werden. So wird es beispielsweise in den Empfehlungen für die Gastronomie des DEHOGA Mecklenburg-Vorpommern zum „Wiedereintritt unter den Bedingungen der Corona-Krise" beschrieben [224].

Das Nebeneinandersitzen im Restaurant bei geselliger Unterhaltung dauert eher lang, ein direkter Gesicht-zu-Gesicht-Kontakt ist nicht vorhanden, die Nähe ist normalerweise < 1,5 Meter, und es wird viel gesprochen (Abbildung 17). Die Personen des Nachbartisches sitzen sich jedoch nicht direkt gegenüber, der Abstand ist meist zwischen 0,6 und 1 Metern. Auch wenn in einem Restaurant in China eine Übertragung im Restaurant beschrieben wurde, die mit der zielgerichteten Lüftungsströmung der Belüftungsanlage erklärt wurde [68], sehe ich hier höchstens ein mittleres Übertragungsrisiko. Einerseits war in Deutschland die Reproduktionszahl bei normalem Restaurantbetrieb bereits auf 1 gesunken, als die Schließung der Restaurants beschlossen wurde. Darüber hinaus ist seitdem keine deutliche Reduktion der Reproduktionszahl mehr zu erkennen. Dem steht entgegen, dass bei Chorproben von 1,5 Stunden zahlreiche andere Sänger infiziert worden sind, was für virenhaltige Aerosole in den geschlossenen Räumen spricht [67].

Diese grundlegenden Betrachtungen lassen sich auf andere Beispiele übertragen. Bei Fußballspielen sind viele Menschen auf engem Raum auf der Tribüne (weniger als ein Meter Abstand), die Dauer ist zwei Stunden oder länger, das Gesicht ist meist nicht direkt gegenüber, es wird gesprochen, geschrien und gesungen. Gesamthaft liegt hier ein hohes Übertragungsrisiko vor. Deshalb ist aus dieser Bewertung heraus die vorübergehende Absage großer Veranstaltungen in einer Phase stark steigender Zahlen an Neuinfektionen gut nachvollziehbar (Anordnung vom 9. März 2020).

15.5. Flächen im öffentlichen Raum

Im öffentlichen Raum geht von unbelebten Flächen nach heutiger Kenntnis höchstens ein sehr geringes Risiko aus. Nehmen wir als Beispiel den Handlauf eines Einkaufswagens. Im Gegensatz zu COVID-19-Stationen ist die Wahrscheinlichkeit, dass SARS-CoV-2 durch einen asymptomatischen oder präsymptomatischen Patient unmittelbar vorher auf den Einkaufswagen gebracht wird, sehr gering. Wenn man die beispielhafte Berechnung aus Abschnitt 15.3. zugrunde legt, dann habe ich eine Chance von 4 %, überhaupt einer solchen Person zu begegnen. Dann müsste bei vielleicht 1 000 Kunden in einem Supermarkt pro Tag diese Person unmittelbar vor mir den Einkaufswagen benutzt haben (0,004 % Wahrscheinlichkeit). Jetzt weist die Person jedoch keine Symptome auf, sondern atmet einfach nur wie jeder andere Kunde auch. Kein Husten, kein Niesen. Beim normalen Atmen können kaum Tröpfchen aus dem Nase-Rachen-Raum entweichen (praktisch kein Risiko). Und diese wenigen sehr kleinen Tröpfchen würden aufgrund der geringen Masse kaum in so kurzer Zeit genau auf den Handlauf sedimentieren können. Dann müssten noch durch den Handkontakt eine ausreichend große Menge an Viren (die ziemlich sicher nicht vorhanden ist) auf die eigenen Hände gelangen, von wo aus wieder nur ein Bruchteil bei einem Hand-Gesicht-Kontakt auf die eigenen Schleimhäute gelangen könnte. Ich kann deshalb fachlich nicht nachvollziehen, warum bestimmte Flächen momentan immer wieder desinfiziert werden.

☞ Das Risiko, dass von Flächen des öffentlichen Raums eine COVID-19-Infektion ausgeht, ist praktisch null.

16. RECHT AUF SELBSTBESTIMMTES RISIKO?

Ist es richtig, dass der Staat oder Behörden den Menschen Vorgaben hinsichtlich der eigenen Lebensgestaltung machen können, wenn es um die Eingrenzung einer Pandemie geht? Das kann man einerseits juristisch bewerten und prüfen, ob es mit den Gesetzen im Einklang steht. Mich interessiert jedoch viel mehr die gesellschaftliche Betrachtung. Denn eines sollte jeder Leser wissen: Es gibt kein Null-Risiko, und es wird auch nie ein Null-Risiko im Leben geben. Nicht bei COVID-19, und auch nicht bei anderen Lebensrisiken wie der Wahl der Transportmittels (Flugzeug, Auto, Fahrrad), der Wahl der Nahrungsmittel (Bio- oder konventionelle Lebensmittel; viel oder wenig Zucker), der Wahl des Sports (Halma oder Bergsteigen) oder der Wahl der Reiseziele (Lüneburger Heide oder Malaria-Endemiegebiet). Selbst ein risikoarmer Lebensstil ist nicht ohne Risiko, auch wenn noch so viele Handschuhe und Gesichtsmasken getragen werden. Dabei steht es den Menschen normalerweise frei, selber über das Risiko zu entscheiden, dass sie bereit sind einzugehen. Vor Operationen oder gravierenden Behandlungen wie eine Knochenmarktransplantation gibt es ein aufklärendes Gespräch, in dem der erwartete Nutzen der Behandlung, aber auch die möglichen Risiken erläutert werden, sodass der Patient selber entscheiden kann, ob das Risiko im Vergleich zu dem erwarteten Nutzen als tragbar bewertet wird. Das Gleiche gilt für Geldanlagen mit sehr unterschiedlichen Risiken hinsichtlich Rendite und Verlust. Die Mehrzahl dieser Beispiele wie die Art der Ernährung, das Reiseziel oder die Geldanlage beschreibt das Risiko für die Person selbst. Wenn ich jedoch durch mein Verhalten Dritte gefährden kann, ist die Situation anders zu bewerten. Das Autofahren mag ein solches Beispiel sein. Durch achtsames Fahren kann ich das Risiko für mich und andere niedrig halten. Und doch passieren immer wieder Unfälle mit Verletzungs- und Todesfolge, die trotz aller Achtsamkeit passieren. Eine allgemeine Höchstgeschwindigkeit von 30 km/h auf allen Straßen wurde jedoch bislang nicht durchgesetzt, obwohl zahlreiche Todesfälle dadurch vermutlich vermieden würden.

16.1. Isolation im Pflegeheim

In Alten- und Pflegeheimen wurden von den Gesundheitsämtern zum Schutz der Bewohner vor COVID-19 restriktive Maßnahmen ergriffen. Der Zugang wurde drastisch eingeschränkt, auch für Angehörige. Die Maßnahmen sind einerseits verständlich, denn ältere Mitmenschen mit mehreren, teils schweren Grundkrankheiten, haben ein deutlich höheres Risiko für eine schwere Infektion und das Versterben an dieser Infektion. Doch was denken die Betroffenen darüber? Eine Bewohnerin aus Berlin sagt dazu [225]:

> **Heimbewohnerin aus Berlin zu Maßnahmen**
> Das Schlimmste ist gar nicht die Einsamkeit. Es ist nicht das Verbot, mit dem Rollstuhl in den Garten zu fahren, wo die Frühlingssonne scheint. Es ist nicht die Stille und nicht die Menschenleere auf den Fluren und schon gar nicht die Angst vor dieser vermaledeiten Seuche. Es ist die Tatsache, dass niemand sie gefragt hat.
> "Ich weiß ja, dass ich nicht mehr lange zu leben habe", sagt sie. "Das ist nicht schlimm. Aber niemand hat mich gefragt, ob ich meine letzte Lebenszeit so verbringen will. Das ist kein Schutz. Das ist eine Qual."

An diesem Beispiel wird deutlich, dass die Anordnung bestimmter Maßnahmen (z. B. die eigenen Kinder oder Enkelkinder nicht mehr sehen zu dürfen) mit dem Selbstbestimmungsrecht der eigenen Lebensgestaltung kaum in Einklang zu bringen ist. Was würden die Heimbewohner sagen, wenn man sie fragen würde, ob sie lieber ihre Lieben sehen würden mit der Gefahr, an COVID-19 zu erkranken oder sogar zu versterben, oder ob sie lieber das Risiko einer Infektion durch die Kontaktsperre reduzieren wollen, aber in der Folge ihre Lieben über Wochen oder eventuell Monate nicht sehen können? Ich habe lediglich eine Vermutung, wie die Mehrzahl dieser Mitmenschen wohl denken würde. Die persönliche Autonomie als Ausdruck des allgemeinen Persönlichkeitsrechts umfasst sogar ein Recht auf selbstbestimmtes Sterben. So führt das Bundesverfassungsgericht in seinem Urteil von 25. Februar 2020 aus [226]: „Die Entscheidung des Einzelnen, seinem Leben entsprechend seinem Verständnis von Lebensqualität und

Sinnhaftigkeit der eigenen Existenz ein Ende zu setzen, ist im Ausgangspunkt als Akt autonomer Selbstbestimmung von Staat und Gesellschaft zu respektieren.". Ist es dann nicht auch möglich, den älteren Mitmenschen das Recht zu gewähren, entsprechend ihrem Verständnis von Lebensqualität und Sinnhaftigkeit Besuche durch ihre Lieben zu ermöglichen, eventuell mit ausgewählten Schutzmaßnahmen, wenn sie sich des Risikos bewusst sind und es akzeptieren?

Die 78-jährige Präses der Synode der evangelischen Kirche Dr. Irmgard Schwaetzer schrieb dazu: Sie ertrage die wohlmeinende Bevormundung nicht mehr, wenn über den Schutz von Risikogruppen gesprochen werde [227]. „Aus dem ‚wir müssen sie doch schützen' entsteht ein Erwartungsdruck, der auch noch von Angst getrieben wird, und der bei Vielen letztlich in die Selbstisolation führt. Aber wie viele andere in meinem Alter auch kann und möchte ich selbst für mich Verantwortung übernehmen, möchte selbst entscheiden, wie viel Risiko ich eingehe."

16.2. Begegnungen mit Familie und Freunden

Seit dem 2. April 2020 gilt auch in Hamburg ein Kontaktverbot, das nicht-öffentliche Versammlungen und Feierlichkeiten untersagt [2]. Ein Treffen mit Freunden oder Nachbarn ist somit verboten. Doch warum mischt sich der Staat hier überhaupt in das Privatleben der Menschen ein? In den letzten Jahren, auch während der vergleichsweise starken Grippewelle zwischen 2017 und 2018 mit etwa 25 100 Toten allein in Deutschland, gab es keine Einschränkungen von Grundrechten. Es fällt deshalb schwer zu verstehen, warum es bei COVID-19 nur mit behördlichen Anordnungen und Grundrechtseinschränkungen möglich sein soll, die starke Ausbreitung des Virus mit nachfolgend erwarteter, aber nicht eingetretener flächendeckender Überlastung des Gesundheitssystems zu vermeiden. Wenn es sogar ein Recht auf selbstbestimmtes Sterben gibt [226], ist es dann nicht naheliegend, den Menschen auch während einer Pandemie zu erlauben, ihr Leben so zu gestalten, wie sie es für angemessen halten? Hätte es nicht gereicht, wenn Staat und Medien nachvollziehbar erklären, welche Übertragungswege existieren und welche Maßnahmen wirklich schützen? Und es dann den Bürgern überlassen, ob sie wegen des Risikos auf Begegnungen verzichten oder ob sie das Risiko in Kauf nehmen? Oder man hätte sich von offizieller Seite auf die Maßnahmen beschränkt, bei denen ein hohes Übertragungsrisiko besteht und überlässt alle Lebensbereiche mit einem geringen Übertragungsrisiko der freien, aber informierten und aufgeklärten Entscheidung der Bürger. Da es ohnehin kein Null-Risiko gibt, würde dieser Weg dem Grundsatz des selbstbestimmten Lebens gerecht. Denn es wäre am Ende die bewusste Entscheidung eines jeden.

16.3. Beatmungstherapie

Nach Angaben des Palliativmediziners Dr. Matthias Thöns soll die ärztliche Behandlung grundsätzlich immer mehr nutzen als schaden [228]. Er sagt: „Da fragt man sich natürlich bei einer Erkrankung wie COVID-19, wenn diese schlimm verläuft, also zum Atemversagen führt, wie viele der Betroffenen, insbesondere der älteren Patienten, durch Maximaltherapie gerettet werden können, da so eine Intensivtherapie leidvoll ist. Nur ganz wenige Patienten der älteren multimorbiden Patienten könne man retten, von denen kommen nur wenige zurück in ihr altes Leben. Und eine große Zahl von denen, die man rettet, nach zwei bis drei Wochen Beatmung, verbleiben schwerstbehindert. Die meisten älteren Menschen lehnen deshalb diese Behandlung für sich ab. Die Willensermittlung vor der Beatmung jedoch findet nur bei circa vier Prozent der Beatmeten statt. Kein Mensch muss heute mehr ersticken. Wir müssen also die Menschen nicht beatmen, damit sie nicht ersticken, sondern Palliativmedizin kann das sehr leidlos gestalten. Wir müssen Maßnahmen gegen die Einsamkeit machen, wir müssen die Leute jetzt fragen, was wollen sie denn, wollen sie überhaupt die Maximalmedizin? Es wäre doch viel besser, wenn man jetzt die Menschen fragt, statt in 14 Tagen, wenn die Welle kommt, auf einmal so eine Alterstriage wie in Italien oder Spanien einführen zu müssen. Das wäre doch eine Katastrophe."

Auch in dieser Hinsicht wäre es so wichtig, mit den betroffenen Menschen zu sprechen und zu versuchen, ihren Willen in dieser Frage frühzeitig in Erfahrung zu bringen, um ihnen nach Möglichkeit selbstbestimmtes Handeln zu ermöglichen.

17. VORSCHLÄGE ZUR DISKUSSION

17.1. Lebenssituationen mit hohem Übertragungsrisiko

Hierzu zählen lange Kontakte mit kurzer Distanz und Gesicht-zu-Gesicht-Kontakte, bei denen laut gesprochen, gesungen oder gebrüllt wird. Das typische Beispiel ist ein mit Zuschauern gefülltes Stadion oder eine volle Konzerthalle. Hier kann es gut zu einer Übertragung durch asymptomatische oder präsymptomatische COVID-19-Fälle kommen. Legt man eine rechnerische Quote asymptomatischer oder präsymptomatischer COVID-19-Fälle von 0,04 % zu Grunde, könnte man bei voller Auslastung des Volksparkstadions mit seinen 57 000 Plätzen von circa 24 Personen als unerkannten SARS-CoV-2-Quellen ausgehen. Wenn hier Staat und Behörden in der pandemischen Phase bei einer unkontrolliert steigenden Anzahl an Neuinfektionen wegen des hohen Übertragungsrisikos vorrübergehende Regelungen anordnen, ist das nachvollziehbar, um die massenhafte Übertragung zu verhindern.

17.2. Lebenssituationen mit geringem Übertragungsrisiko

Dazu zähle ich in der jetzigen Situation der Pandemie beispielsweise das Einkaufen. Die Wahrscheinlichkeit ist ohnehin gering, dass ich einem asymptomatischen oder präsymptomatischen COVID-19-Fall im Laden begegne. Darüber hinaus ist in diesem Umfeld das Übertragungsrisiko gering.

Insgesamt erkenne ich hier eine Konstellation, in der ich die Fremdbestimmung durch Staat und Behörden als unverhältnismäßig empfinde und die angeordneten Maßnahmen nicht in einem vertretbaren Verhältnis zum erwartbaren Gesundheitsnutzen stehen. Deshalb sollten Anordnungen in Lebensbereichen mit geringem Übertragungsrisiko kritisch überprüft und umgehend beendet werden, wenn kein signifikanter Gesundheitsnutzen erwartet werden kann. Die Maskenpflicht im Einzelhandel ist ein gutes Beispiel dafür. Wenn die Menschen weiterhin größeren Abstand halten als früher und die Händehygiene beachten, dann sollten zusätzliche Maßnahmen, deren gesundheitlicher Nutzen fraglich ist, in Situationen mit geringem Übertragungsrisiko höchstens empfohlen werden. Die Entwicklung der Fallzahlen bis zum 21. März 2020 zeigt, dass die Dynamik der Ausbreitung auch ohne Anordnungen reduziert werden kann.

17.3. Sonstige Lebenssituationen

Für diese Lebenssituationen gibt es leider keine Blaupause, die grundsätzlich und überall gilt. Es wird immer ein Ringen bleiben, bei dem einerseits die Übertragungswahrscheinlichkeit nicht durch fahrlässiges Handeln überproportional erhöht wird, aber andererseits den Menschen ermöglicht werden sollte, ihr Leben selbstbestimmt zu gestalten, ihren Beruf auszuüben und ihren Hobbies nachzugehen. Hier sollten es Einzelentscheidungen für die jeweiligen Lebenssituationen sein, bei der die Selbstbestimmung der betroffenen Menschen und das regionale Infektionsgeschehen beachtet wird. Dabei sollten Empfehlungen grundsätzlich Vorrang vor Anordnungen haben. Bei den zahlreichen Sondersendungen zum Thema Coronavirus könnten die Sendeplätze gut genutzt werden, um den Zuschauern nachvollziehbar zu erklären, warum welche Maßnahmen schützen können und welcher Effekt zu erwarten ist. Je überzeugender die Argumentation ist, desto eher werden die Menschen zur Umsetzung bereit sein.

Es wird dennoch kein Null-Risiko geben können, auch wenn einzelne angeordnete Maßnahmen darauf hindeuten, dass man versuchen möchte, alle denkbaren Übertragungswege auszuschließen. Warum sonst soll der Salzstreuer in Restaurants nach jedem Gast desinfiziert werden? Auf mich wirkt es wie ein Überbietungswettbewerb um maximale Sicherheit. Und so könnte es passieren, dass der Salzstreuer im Restaurant häufiger desinfiziert wird als die Bedienoberfläche des Beatmungsgerätes auf der Intensivstation. Im Hinblick auf tatsächliche Infektionsrisiken wäre das eine absurde Situation. Deshalb sollten nur relevante Übertragungswege mit geeigneten und nachweislich wirksamen Maßnahmen eingegrenzt werden.

18. AUSBLICK

18.1. Ziel der Maßnahmen klar definieren

Die Ziele aller Maßnahmen zur Eindämmung sind nicht konsistent definiert. Zunächst wollte man die Überlastung des Gesundheitssystems vermeiden, da viele intensivpflichtige Schwerkranke befürchtet wurden. Das Ziel hat man schnell erreicht. Die Maßnahmen wurden in der Folge eher verschärft.

Die Verdopplungszeit sollte > 14 Tage sein. Das Ziel hat man in Hamburg bereits ab dem 5. April 2020 erreicht. Man hätte vielleicht noch zwei Wochen warten können, um zu sehen, dass sich dieser Trend nicht ändert, aber hätte dann die Maßnahmen zurückfahren können, da das Ziel regional erreicht wurde. Doch die Einschränkungen gingen zunächst unverändert weiter.

Die Reproduktionszahl sollte < 1 sein. Das Ziel wurde bundesweit erstmals am 21. März 2020 erreicht. Seitdem schwankt die Zahl zwischen 0,7 und 1,3, je nachdem, ob gerade in einem Heim, einer Klinik oder einem Schlachthof ein neues Cluster auftrat.

Die letzte Zielvorgabe der Bundeskanzlerin war, jede Infektionskette nachverfolgen zu können. Man braucht wirklich nicht viel epidemiologischen oder virologischen Sachverstand, um zu verstehen, dass auf dieser Grundlage eine Zielerreichung in absehbarer Zeit kaum zu erwarten ist.

Viele Menschen sind deshalb verwirrt und wissen nicht mehr, was genau denn nun erreicht werden soll und wie es weitergehen soll, wenn ein Ziel erreicht wurde.

18.2. Notwendigkeit der Maßnahmen täglich hinterfragen

Bei der letzten Zielvorgabe wird endgültig klar, dass es berechtigte Zweifel geben kann, ob das Prinzip der Verhältnismäßigkeit nach wie vor bei Entscheidungen über die Beibehaltung von Pflichtmaßnahmen und Grundrechtseinschränkungen angemessen berücksichtigt wird. Denn es verdichten sich die Hinweise, dass durch die Gesamtheit der Maßnahmen ein beträchtlicher Gesundheitsschaden in anderen Patientengruppen entsteht.

Die Zahl der in frühen Stadien diagnostizierten Tumore wie Darm- oder Brustkrebs geht bereits im Mai 2020 tendenziell zurück. So führt Prof. Dr. Hermann Einsele, Direktor der Medizinischen Klinik und Poliklinik II des Universitätsklinikums Würzburg, aus: „Wir sehen Leukämie- oder Myelompatienten mit Komplikationen, die wir in den letzten Jahren eher nicht gesehen haben. Wir sehen auch Patienten mit fortgeschrittenen soliden Tumoren, die in den letzten beiden Monaten nicht zur Frühdiagnostik oder zu Verlaufskontrollen vorstellig wurden. Das liegt möglicherweise an der bereits vorhandenen Achtsamkeit dieser Patienten, die sie aber auch von Arztbesuchen abhält" [229]. Daten aus Krebszentren in Großbritannien hatten bereits unerwünschte Folgen der Pandemie für die Versorgung von Krebspatienten gezeigt. Demnach sank dort die Zahl der Dringlichkeitsüberweisungen mit Verdacht auf Krebs von Hausärzten um 76 %. Die Zahl der Chemotherapie-Termine schrumpfte um 60 % im Vergleich zu dem Niveau vor der Pandemie [229]. In den USA ist während der Pandemie die Anzahl von Neuaufnahmen mit Verdacht auf einen Herzinfarkt fast auf die Hälfte gesunken [230]. Die Impfquote bei Kindern ging ebenfalls deutlich zurück [231]. Diese Patienten im fortgeschrittenen Krankheitsstadium werden schwerer zu behandeln sein, die Erfolgsaussichten der Therapie werden geringer sein, und dadurch wird die zu erwartende Zahl an Todesfällen erst später festgestellt werden können.

Gibt es wirklich keine anderen Wege, mit denen eine vergleichbare Präventionswirkung erreicht werden kann? Nach Einschätzung von Prof. Dr. Hartmut Aden, Professor für öffentliches Recht an der Hochschule für Wirtschaft und Recht Berlin, sind wir im Moment in einer Situation, in der die Bundesländer Regelungen auf Basis des Infektionsschutzgesetzes erlassen haben, die sehr weitreichende Grundrechtseingriffe zulassen [232]. Und er ergänzt:

> „Man müsste eigentlich jeden Tag neu schauen, ob diese Eingriffe unbedingt erforderlich sind, um das Gesundheitsziel zu erreichen." [232]

18.3. Zielerreichung = angeordnete Maßnahmen aufheben

Um die Erforderlichkeit der Maßnahmen bewerten zu können, müsste man jedoch erst einmal ein klar definiertes Gesundheitsziel formuliert haben, bei dessen Erreichen man auch bereit ist, die angeordneten Maßnahmen und Grundrechtseinschränkungen zurück zu nehmen. Doch ein tragfähiges Gesundheitsziel wurde bislang nicht definiert. Ganz im Gegenteil: der Vizepräsident des RKI erklärte am 21. Mai 2020, dass Auflagen so lange bestehen bleiben würden, bis ein Impfstoff vorhanden ist, selbst wenn es in Deutschland keine neuen Fälle mehr geben würde, da das Virus von außen wieder in das Land kommen könne [233].

Eine weitere Stimme aus der Rechtswissenschaft bemängelt, dass die entsprechenden Maßnahmen nicht befristet werden müssen und dass im Fall einer Verlängerung nicht irgendwann das Parlament eingeschaltet werden muss. Prof. Dr. Andrea Edenharter, Verwaltungsrechtlerin aus Hagen, wünscht sich deshalb intensivere Diskussionen über die nächsten Schritte in der Corona-Krise und vor allem ein Konzept für den Ausstieg aus den Beschränkungen [232]. Am 5. Mai 2020 veröffentlichte die Ärztekammer Hamburg eine Presse-Information des Präsidenten Dr. Pedram Emami sowie der Vize-Präsidentin der Kammer, PD Dr. Birgit Wulff. Darin heißt es unter anderem [234]:

Weitere Einschränkungen demokratischer Strukturen oder gar Zwangsmaßnahmen - welcher Art auch immer - sind aktuell aus medizinischer Sicht weder notwendig noch gesellschaftlich akzeptabel oder zielführend.

18.4. Werden Desinfektionsmittel jetzt Lifestyle-Produkte?

Eine aktuelle Entwicklung sehe ich mit großer Sorge. Im Rahmen vieler angeordneter Maßnahmen werden flächendeckend Hände- und Flächendesinfektionsmittel zur Verwendung angeboten bzw. in Situationen benutzt, in denen ein gesundheitlicher Nutzen nicht zu erwarten ist, wenn die Übertragungswege von SARS-CoV-2 berücksichtigt werden. Seit Jahren versuchen einige Hersteller von Desinfektionsmitteln, ihre Produkte auch für den Endverbraucher attraktiv zu machen. Als

Beispiel sei hier Sagrotan genannt. Unter diesem Markennamen werden vom Hersteller zahlreiche Produktarten angeboten, die Mehrzahl davon mit prominent ausgelobter Wirksamkeit gegen Bakterien. Auf der Homepage ist zu lesen: „Unsere Aufgabe hat sich daraus ausgeweitet, die Ausweitung von krank machenden Bakterien auf Hände, Körper, Wäsche und Oberflächen vorzubeugen. Unser Anspruch ist es, einen Beitrag zu einem gesunden Leben zu leisten. Damit Sie sich in Ihrem Zuhause geschützt fühlen und sich sorgenfrei den wichtigen Dingen des Lebens widmen können." Die Marketing-Strategie ist es, dass sich Menschen „geschützt fühlen". Ähnliche Kampagnen finden sich bei einzelnen anderen Herstellern. Wenn man als Hersteller nicht wissenschaftlich belegen kann, dass die Anwendung des Desinfektionsmittels tatsächlich die Gesundheit schützen kann, reicht offenbar der Appell an das Gefühl. Viele der aktuellen Maßnahmen (z. B. Händedesinfektion am Eingang einer Einkaufspassage), die momentan während der Pandemie angeordnet oder freiwillig durchgeführt werden, geben den Anwendern nach meiner Einschätzung auch nur das Gefühl, geschützt zu sein. Politik und Medien helfen fleißig mit, wenn das Rednerpult im Parlament nach jedem Redner wischdesinfiziert wird und diese Bilder öffentlich gezeigt werden. Irgendwie fühlt man sich dann sicherer und besser geschützt, auch wenn es mit dem Übertragungsweg kaum noch etwas zu tun hat. Die Marketing-Strategen dieser Hersteller können sich momentan im Grunde entspannt zurücklehnen, denn Politik und Medien unterstützen ihre Verkaufsstrategie so hervorragend, dass man eventuell sogar noch Anzeigen einsparen kann. Hier wünschte ich mir deutlich mehr Achtsamkeit, sowohl der Politiker als auch der Medienschaffenden. Denn die breite Verwendung mancher Wirkstoffe kann sehr wohl bei Bakterien Toleranzen und Antibiotikaresistenzen auslösen. Deshalb sollen sie nur gezielt eingesetzt werden, um keinen vermeidbaren Selektionsdruck auf das Mikrobiom auszuüben. Denn die Desinfektionsmittel sind im Gesundheitswesen dringend erforderlich und tragen nachweislich zum Schutz der Patienten vor Infektionen bei.

18.5. Debatten statt Denkverbote

Schließlich wäre es sinnvoll gewesen, wenn den Entscheidungen zur Eingrenzung der Pandemie mit teilweise erheblichen Einschnitten in die Grundfreiheiten, mit teilweise erheblichen existenziellen Sorgen vieler Menschen durch Kurzarbeit und Kündigung, mit teilweise erheblichen Belastungen für Familien durch Schulschließungen und Besuchsverbote im Pflegeheim, eine breite, kontroverse und interdisziplinäre Diskussion vorangegangen wäre. Denn es gibt nicht „den einen richtigen Weg". Nehmen wir folgendes Beispiel zur Erläuterung. Zwei Personen betrachten einen Zylinder, die eine von oben und die andere von der Seite. Der erste Betrachter sieht einen Kreis und hat recht, die zweite Person sieht ein Rechteck und hat ebenfalls recht. Es gibt auch kein Null-Risiko, weder bei COVID-19 noch in anderen Lebensbereichen. Die Vergangenheit ist nicht mehr zu ändern, doch eine breitere Debattenkultur kann eine Vision für die Zukunft sein. Dann mögen die Fachleute mit unterschiedlichen, meist gut begründeten Standpunkten so lange in Klausur gehen, „bis weißer Rauch aufsteigt".

18.6. Deutschland im Dezember 2020

Wie wird dieses Land gegen Ende des Jahres aussehen? Wird es noch COVID-19-Fälle geben oder bereits COVID-20-Fälle? Werden es nur noch zehn Fälle pro Tag sein, und alle Maßnahmen sind vollständig aufgehoben? Die Menschen sind vielleicht in ihrer Normalität zurück, nicht in einer „neuen Normalität". Vielleicht gibt es die „alte Normalität" auch nicht mehr. Oder werden es wieder 6 000 neue Fälle pro Tag sein, und die Maßnahmen werden erneut mit allen Folgen in Kraft gesetzt? Kommen in der Folge eine weitere Rezession und danach Massenarbeitslosigkeit? Oder werden es vielleicht 6 000 Influenza-Fälle pro Tag sein, und die gleichen Maßnahmen werden wie bei COVID-19 in Kraft gesetzt, jetzt nur wegen eines anderen Virus? Oder wird das Influenza-Virus, welches sich vielleicht so sehr verändert hat, dass es ähnlich gefährlich ist wie das SARS-CoV-2, grundsätzlich keine staatlichen Präventionsmaßnahmen nach sich ziehen? Es ist doch schließlich „nur" ein Grippevirus. Doch wie will man das begründen?

Die Erwartungshaltung vieler Menschen an den Infektionsschutz ist jedenfalls enorm gestiegen. Kann diese Erwartung überhaupt noch realistisch erfüllt werden? Und wird der Staat bereit und willens sein, in anderen Fragen des Gesundheitsschutzes ähnlich rigoros vorzugehen? Wird Werbung für Zigaretten verboten? Wird es ein Abstandsgebot im öffentlichen Raum für Raucher geben, denn Passivrauchen kann im schlimmsten Fall tödlich sein? Wird man der Lebensmittelindustrie vorschreiben, dass der Zuckergehalt in Müsli und Getränken stark reduziert werden muss (ein Gesundheitsnutzen ist wahrscheinlich), auch wenn es Tausende Arbeitsplätze kosten sollte?

Wie werden sich Menschen Ende des Jahres begegnen? Werden sie weiter Abstand zueinander halten und mit Masken einkaufen, selbst wenn es keine Verordnung mehr gibt, die das vorschreibt? Werden im Restaurant immer noch Salzstreuer desinfiziert und finden sich Händedesinfektionsmittel in jedem Restaurant und Hotel, da sich viele Menschen so sicherer fühlen?

Ich kann keine dieser Fragen beantworten. Doch ich habe eine gewisse Ahnung, womit wir zu rechnen haben werden. Da kann ich richtig oder falsch liegen. Wir werden sehen.

19. FACHWORTVERZEICHNIS

Anaphylaktischer Schock	Akute allergische Reaktion, die lebensbedrohlich sein kann
Cluster	Häufung von Fällen (räumlich und zeitlich)
COVID	Coronavirus-Infektion
Generationszeit	Zeitdauer, in der sich die Zahl der Individuen einer Population verdoppelt
Hyperkapnie	Erhöhter Kohlendioxidgehalt im Blut
Indexfall	Person, von der die Ausbreitung einer Infektion ihren Ausgang nimmt
Kohorte	Definierte Gruppe von Personen
Konjunktivitis	Bindehautentzündung
Kreuztoleranz	Erweiterung der reduzierten Empfindlichkeit eines Bakteriums auf andere biozide Wirkstoffe, so dass in der Folge eine erfolgreiche Desinfektion durch Produkte auf breiterer Wirkstoffbasis weniger aussichtsreich ist
Nowcasting	Schätzung des Verlaufs der Anzahl von bereits erfolgten SARS-CoV-2-Erkrankungsfällen in Deutschland unter Berücksichtigung des Diagnose-, Melde- und Übermittlungsverzugs
Nosokomial	Im Krankenhaus erworben
Resistenz	Unempfindlichkeit gegenüber einem Antibiotikum, so dass eine erfolgreiche Behandlung einer Infektion nicht zu erwarten ist
Sampler	Gerät zur Sammlung von Luftproben
Sputum	Abgehusteter Auswurf aus den Atemwegen
Virale Kopien	Viruslast in Proben, gemessen als Anzahl nachgewiesener RNA Kopien

20. DANKSAGUNG

Ich bin vor allem meiner lieben Frau und zahlreichen großartigen Freunden für die vielen kontroversen Gespräche zu dem Thema des Buches dankbar. Diese Debatten in der „Corona-Zeit" waren immer wieder eine wertvolle Anregung zum Hinterfragen der Wissenschaft und der politischen und behördlichen Anordnungen. Mein besonderer Dank gilt Sabine Thies für das ausgesprochen hilfreiche Lektorat sowie Sabine Niknam für die sehr wertvollen Gedanken und Anregungen zur Struktur der Inhalte.

21. QUELLENVERZEICHNIS

1. Hermle B. Experteneinschätzungen: Abstandsregeln, Verbot von Großveranstaltungen – Nutzen von MNS bisher nicht belegbar (8. Mai 2020). Im Internet: https://idw-online.de/de/news747133; Stand: 12. Mai 2020

2. Anonym. Verordnung zur Eindämmung der Ausbreitung des Coronavirus SARS-CoV-2 in der Freien und Hansestadt Hamburg (Hamburgische SARS-CoV-2-Eindämmungsverordnung - HmbSARS-CoV-2-EindämmungsVO) Vom 2. April 2020 (gültig ab 6. Mai 2020) (2. April 2020). Im Internet: https://www.hamburg.de/contentblob/13783518/ef44c570efbe39ec7a3b86dbc802e6e0/data/d-verordnung.pdf;

3. Aiello AE, Larson EL, Levy SB. Consumer antibacterial soaps: effective or just risky? Clin Infect Dis 2007; 45 Suppl 2: S137-147. doi:10.1086/519255

4. Department of Health and Human Services; Food and Drug Administration. Safety and Effectiveness of Consumer Antiseptics; Topical Antimicrobial Drug Products for Over-the-Counter Human Use. Fed Reg 2016; 81: 61106-61130

5. McNamara PJ, Levy SB. Triclosan: an Instructive Tale. Antimicrob Agents Chemother 2016; 60: 7015-7016. doi:10.1128/aac.02105-16

6. Baldauf C. Gesundheitsschutz der Menschen muss Vorrang haben – Beschlüsse schaffen Perspektive – Maskenpflicht erforderlich (17. April 2020). Im Internet: https://www.cdu-fraktion-rlp.de/pressemitteilung/christian-baldauf-gesundheitsschutz-der-menschen-muss-vorrang-haben-beschluesse; Stand: 17. April 2020

7. Anonym. Debatte um Corona-Maßnahmen. Wirtschaft versus Gesundheit (30. März 2020). Im Internet: https://www.tagesschau.de/inland/diskussion-massnahmen-corona-101.html; Stand: 30. März 2020

8. Bürkner B. Michael Tsokos: Berlins bekanntester Gerichtsmediziner: Corona-Suizide durch Panikmache (12. Mai 2020). Im Internet: https://www.bz-berlin.de/berlin/michael-tsokos-berlins-bekanntester-gerichtsmediziner-spricht-von-corona-suiziden-durch-panikmache; Stand: 25. Mai 2020

9. Anonym. Virology: Coronaviruses. Nature 1968; 220: 650. doi:10.1038/220650b0

10. Jin Y, Yang H, Ji W et al. Virology, Epidemiology, Pathogenesis, and Control of COVID-19. Viruses 2020; 12: E372. doi:10.3390/v12040372

11. Killerby ME, Biggs HM, Haynes A et al. Human coronavirus circulation in the United States 2014-2017. J Clin Virol 2018; 101: 52-56. doi:10.1016/j.jcv.2018.01.019

12. Kissler SM, Tedijanto C, Goldstein E et al. Projecting the transmission dynamics of SARS-CoV-2 through the postpandemic period. Science 2020; 368: 860-868. doi:10.1126/science.abb5793

13. Deslandes A, Berti V, Tandjaoui-Lambotte Y et al. SARS-COV-2 was already spreading in France in late December 2019. Int J Antimicrob Agents 2020; 55: im Druck. doi:10.1016/j.ijantimicag.2020.106006

14. Anonym. Waren die Militärweltspiele in Wuhan der erste Corona-"Superspreader"? (20. Mai 2020). Im Internet: https://www.sportschau.de/weitere/wuhan-corona-miltaerfestspiele-superspreader-100.html; Stand: 20. Mai 2020

15. WHO. Middle East respiratory syndrome coronavirus (MERS-CoV). Im Internet: https://www.who.int/en/news-room/fact-sheets/detail/middle-east-respiratory-syndrome-coronavirus-(mers-cov); Stand: 29. April 2020

16. Paget J, Spreeuwenberg P, Charu V et al. Global mortality associated with seasonal influenza epidemics: New burden estimates and predictors from the GLaMOR Project. J Glob Health 2019; 9: 020421. doi:10.7189/jogh.09.020421

17. WHO. Global Influenza Strategy 2019-2030. Im Internet: http://www.who.int/medicines/publications/essentialmedicines/EML2015_8-May-15.pdf; Stand: 23. Mai 2020

18. WHO. Global surveillance for COVID-19 caused by human infection with COVID-19 virus. Interim guidance. 20 March 2020. Im Internet: https://www.who.int/docs/default-source/coronaviruse/global-surveillance-for-covid-v-19-final200321-rev.pdf; Stand: 15. April 2020

19. Robert Koch-Institut. Coronavirus-Krankheit-2019 (COVID-19) (SARS-CoV-2). Im Internet: https://www.rki.de/DE/Content/InfAZ/N/Neuartiges_Coronavirus/Falldefinition.pdf?__blob=publicationFile; Stand: 24. März 2020

20. Kohmer N, Rabenau HF, Ciesek S. SARS-CoV-2. Der richtige Nachweis. Dtsch Arztebl 2020; 117: 216-218

21. Corman VM, Landt O, Kaiser M et al. Detection of 2019 novel coronavirus (2019-nCoV) by real-time RT-PCR. Euro Surveill 2020; 25. doi:10.2807/1560-7917.es.2020.25.3.2000045

22. Joynt GM, Wu WK. Understanding COVID-19: what does viral RNA load really mean? Lancet Infect Dis 2020; im Druck. doi:10.1016/s1473-3099(20)30237-1

23. Zou L, Ruan F, Huang M et al. SARS-CoV-2 Viral Load in Upper Respiratory Specimens of Infected Patients. N Engl J Med 2020; 382: 1177-1179. doi:10.1056/NEJMc2001737

24. Gautret P, Lagier JC, Parola P et al. Hydroxychloroquine and azithromycin as a treatment of COVID-19: results of an open-label non-randomized clinical trial. Int J Antimicrob Agents 2020; im Druck. doi:10.1016/j.ijantimicag.2020.105949

25. Wolfel R, Corman VM, Guggemos W et al. Virological assessment of hospitalized patients with COVID-2019. Nature 2020; im Druck. doi:10.1038/s41586-020-2196-x.

26. Chan KH, Poon LL, Cheng VC et al. Detection of SARS coronavirus in patients with suspected SARS. Emerg Infect Dis 2004; 10: 294-299. doi:10.3201/eid1002.030610

27. WHO. Coronavirus disease (COVID-19). Situation report 102. Im Internet: https://www.who.int/docs/default-source/coronaviruse/situation-reports/20200501-covid-19-sitrep.pdf?sfvrsn=742f4a18_2; Stand: 2. Mai 2020

28. Robert Koch-Institut. Täglicher Lagebericht des RKI zur Coronavirus-Krankheit-2019 (COVID-19). 01.05.2020 – AKTUALISIERTER STAND FÜR DEUTSCHLAND. Im Internet: https://www.rki.de/DE/Content/InfAZ/N/Neuartiges_Coronavirus/Situationsberichte/2020-05-01-de.pdf?__blob=publicationFile; Stand: 1. Mai 2020

29. an der Heiden M, Hamouda A. Schätzung der aktuellen Entwicklung der SARS-CoV-2-Epidemie in Deutschland – Nowcasting. Epidemiol Bull 2020. 10-15

30. Gudbjartsson DF, Helgason A, Jonsson H et al. Spread of SARS-CoV-2 in the Icelandic Population. N Engl J Med 2020. doi:10.1056/NEJMoa2006100

31. Mizumoto K, Kagaya K, Zarebski A et al. Estimating the asymptomatic proportion of coronavirus disease 2019 (COVID-19) cases on board the Diamond Princess cruise ship, Yokohama, Japan, 2020. Euro Surveill 2020; 25; im Druck. doi:10.2807/1560-7917.es.2020.25.10.2000180

32. Hoehl S, Rabenau H, Berger A et al. Evidence of SARS-CoV-2 Infection in Returning Travelers from Wuhan, China. N Engl J Med 2020; 382: 1278-1280. doi:10.1056/NEJMc2001899

33. Nishiura H, Kobayashi T, Suzuki A et al. Estimation of the asymptomatic ratio of novel coronavirus infections (COVID-19). Int J Infect Dis 2020; 94: 154-155. doi:10.1016/j.ijid.2020.03.020

34. Anonym. Covid-19-Erkrankungen in mindestens 520 Pflegeheimen
     Im Internet: https://www.mdr.de/nachrichten/politik/inland/covid-
     infektionen-pflegeheime-deutschland-100.html; Stand: 7. April 2020

35. epd. Weitere Corona-Tote im Wolfsburger Hanns-Lilje-Heim. Im
     Internet: https://www.evangelisch.de/inhalte/168703/13-04-
     2020/weitere-corona-tote-im-wolfsburger-hanns-lilje-heim; Stand:
     13. April 2020

36. Streeck H, Schulte B, Kümmerer BM et al. Infection fatality rate of
     SARS-CoV-2 infection in a German community with a super-
     spreading event. Im Internet:
     https://www.ukbonn.de/C12582D3002FD21D/vwLookupDownloads/S
     treeck_et_al_Infection_fatality_rate_of_SARS_CoV_2_infection2.pdf/
     $FILE/Streeck_et_al_Infection_fatality_rate_of_SARS_CoV_2_infectio
     n2.pdf; Stand: 23. Mai 2020

37. Zhou F, Yu T, Du R et al. Clinical course and risk factors for mortality
     of adult inpatients with COVID-19 in Wuhan, China: a retrospective
     cohort study. Lancet 2020; 395: 1054-1062. doi:10.1016/s0140-
     6736(20)30566-3

38. Guan WJ, Liang WH, Zhao Y et al. Comorbidity and its impact on
     1590 patients with Covid-19 in China: A Nationwide Analysis. Eur
     Respir J 2020; 55: 2000547. doi:10.1183/13993003.00547-2020

39. Anonym. Coronakrise macht Spaniens Ärzte krank. Im Internet:
     https://www.aerzteblatt.de/nachrichten/113044/Coronakrise-macht-
     Spaniens-Aerzte-krank; Stand: 23. Mai 2020

40. Anonym. SARS-CoV-2: 181 Ärzte und Pflegekräfte in Großbritannien
     gestorben (22. Mai 2020). Im Internet:
     https://www.aerzteblatt.de/nachrichten/113066/SARS-CoV-2-181-
     Aerzte-und-Pflegekraefte-in-Grossbritannien-gestorben; Stand: 23.
     Mai 2020

41. Anonym. Sieben Prozent aller SARS-CoV-2-Infizierten arbeiten in
     medizinischen Einrichtungen (22. Mai 2020). Im Internet:
     https://www.aerzteblatt.de/nachrichten/113021/Sieben-Prozent-
     aller-SARS-CoV-2-Infizierten-arbeiten-in-medizinischen-
     Einrichtungen; Stand: 23. Mai 2020

42. Rothe C, Schunk M, Sothmann P et al. Transmission of 2019-nCoV
     Infection from an Asymptomatic Contact in Germany. N Engl J Med
     2020; 382: 970-971. doi:10.1056/NEJMc2001468

43. Kupferschmidt K. Study claiming new coronavirus can be transmitted
     by people without symptoms was flawed (3. Februar 2020). Im
     Internet: https://www.sciencemag.org/news/2020/02/paper-non-
     symptomatic-patient-transmitting-coronavirus-wrong; Stand: 23. Mai
     2020

44. Böhmer M, Buchholz U, Corman VM et al. Outbreak of COVID-19 in Germany Resulting from a Single Travel-Associated Primary Case. Lancet 2020: im Druck. doi.org/10.1016/ S1473-3099(20)30314-5

45. Anonym. Erster Coronavirus-Fall in Deutschland bestätigt (27. Januar 2020). Im Internet: https://www.dw.com/de/erster-coronavirus-fall-in-deutschland-best%C3%A4tigt/a-52168989; Stand: 6. Mai 2020

46. He X, Lau EHY, Wu P et al. Temporal dynamics in viral shedding and transmissibility of COVID-19. Nat Med 2020; im Druck. doi:10.1038/s41591-020-0869-5.

47. To KK, Tsang OT, Leung WS et al. Temporal profiles of viral load in posterior oropharyngeal saliva samples and serum antibody responses during infection by SARS-CoV-2: an observational cohort study. Lancet Infect Dis 2020. im Druck. doi:10.1016/s1473-3099(20)30196-1

48. Lescure FX, Bouadma L, Nguyen D et al. Clinical and virological data of the first cases of COVID-19 in Europe: a case series. Lancet Infect Dis 2020; im Druck. doi:10.1016/s1473-3099(20)30200-0

49. Scales DC, Green K, Chan AK et al. Illness in intensive care staff after brief exposure to severe acute respiratory syndrome. Emerg Infect Dis 2003; 9: 1205-1210. doi:10.3201/eid0910.030525

50. Seto WH, Tsang D, Yung RWH et al. Effectiveness of precautions against droplets and contact in prevention of nosocomial transmission of severe acute respiratory syndrome (SARS). Lancet 2003; 361: 1519-1520

51. Chan JF, Yuan S, Kok KH et al. A familial cluster of pneumonia associated with the 2019 novel coronavirus indicating person-to-person transmission: a study of a family cluster. Lancet 2020; 395: 514-523. doi:10.1016/s0140-6736(20)30154-9

52. Kutter JS, Spronken MI, Fraaij PL et al. Transmission routes of respiratory viruses among humans. Curr Opin Virol 2018; 28: 142-151. doi:10.1016/j.coviro.2018.01.001

53. Gralton J, Tovey E, McLaws ML et al. The role of particle size in aerosolised pathogen transmission: a review. J Infect 2011; 62: 1-13. doi:10.1016/j.jinf.2010.11.010

54. WHO. Modes of transmission of virus causing COVID-19: implications for IPC precaution recommendations. Im Internet: https://www.who.int/publications-detail/infection-prevention-and-control-during-health-care-when-novel-coronavirus-(ncov)-infection-is-suspected-20200125; Stand: 22. April 2020.

55. Fernstrom A, Goldblatt M. Aerobiology and its role in the transmission of infectious diseases. J Pathog 2013: 493960. doi:10.1155/2013/493960

56. Wells WF. On air-borne infection: study II. Droplets and droplet nuclei. Am J Epidemiol 1934; 20: 611-618. doi.org/10.1093/oxfordjournals.aje.a118097

57. Bourouiba L. Turbulent Gas Clouds and Respiratory Pathogen Emissions: Potential Implications for Reducing Transmission of COVID-19. JAMA 2020; im Druck. doi:10.1001/jama.2020.4756

58. Bourouiba L. Images in clinical medicine. A Sneeze. N Engl J Med 2016; 375: e15. doi:10.1056/NEJMicm1501197

59. Zhang H, Li D, Xie L et al. Documentary Research of Human Respiratory Droplet Characteristics. Procedia Eng 2015; 121: 1365-1374. doi:10.1016/j.proeng.2015.09.023

60. Asadi S, Wexler AS, Cappa CD et al. Aerosol emission and superemission during human speech increase with voice loudness. Sci Rep 2019; 9: 2348. doi:10.1038/s41598-019-38808-z

61. Han ZY, Weng WG, Huang QY. Characterizations of particle size distribution of the droplets exhaled by sneeze. J R Soc Interface 2013; 10: 20130560. doi:10.1098/rsif.2013.0560

62. Cole EC, Cook CE. Characterization of infectious aerosols in health care facilities: an aid to effective engineering controls and preventive strategies. Am J Infect Control 1998; 26: 453-464. doi:10.1016/s0196-6553(98)70046-x

63. Dbouk T, Drikakis D. On coughing and airborne droplet transmission to humans. Phys Fluids 2020; 32: 053310. doi:https://doi.org/10.1063/5.0011960

64. Couch RB, Cate TR, Douglas RG, Jr. et al. Effect of route of inoculation on experimental respiratory viral disease in volunteers and evidence for airborne transmission. Bacteriol Rev 1966; 30: 517-529

65. Leung NHL, Chu DKW, Shiu EYC et al. Respiratory virus shedding in exhaled breath and efficacy of face masks. Nat Med 2020; 26: 676-680. doi:10.1038/s41591-020-0843-2

66. Wang D, Hu B, Hu C et al. Clinical Characteristics of 138 Hospitalized Patients With 2019 Novel Coronavirus-Infected Pneumonia in Wuhan, China. JAMA 2020; 323: 1061-1069. doi:10.1001/jama.2020.1585

67. Hamner L, Dubbel P, Capron I et al. High SARS-CoV-2 Attack Rate Following Exposure at a Choir Practice - Skagit County, Washington, March 2020. MMWR 2020; 69: 606-610. doi:10.15585/mmwr.mm6919e6

68. Lu J, Gu J, Li K et al. COVID-19 Outbreak Associated with Air Conditioning in Restaurant, Guangzhou, China, 2020. Emerg Infect Dis 2020; 26: im Druck. doi:10.3201/eid2607.200764

69. Faridi S, Niazi S, Sadeghi K et al. A field indoor air measurement of SARS-CoV-2 in the patient rooms of the largest hospital in Iran. Sci Total Environt 2020; 725: 138401. doi:10.1016/j.scitotenv.2020.138401

70. Guo ZD, Wang ZY, Zhang SF et al. Aerosol and Surface Distribution of Severe Acute Respiratory Syndrome Coronavirus 2 in Hospital Wards, Wuhan, China, 2020. Emerg Infect Dis 2020; 26: im Druck. doi:10.3201/eid2607.200885

71. Ong SWX, Tan YK, Chia PY et al. Air, Surface Environmental, and Personal Protective Equipment Contamination by Severe Acute Respiratory Syndrome Coronavirus 2 (SARS-CoV-2) From a Symptomatic Patient. JAMA 2020; 323: 1610-1612. doi:10.1001/jama.2020.3227

72. Cheng VCC, Wong SC, Chen JHK et al. Escalating infection control response to the rapidly evolving epidemiology of the coronavirus disease 2019 (COVID-19) due to SARS-CoV-2 in Hong Kong. Infect Control Hosp Epidemiol 2020; 41: 493-498. doi:10.1017/ice.2020.58

73. van Doremalen N, Bushmaker T, Morris DH et al. Aerosol and Surface Stability of SARS-CoV-2 as Compared with SARS-CoV-1. N Engl J Med 2020; 382: 1564-1567. doi:10.1056/NEJMc2004973

74. Wong SC, Kwong RT, Wu TC et al. Risk of nosocomial transmission of coronavirus disease 2019: an experience in a general ward setting in Hong Kong. J Hosp Infect 2020; im Druck. doi:10.1016/j.jhin.2020.03.036

75. Lu CW, Liu XF, Jia ZF. 2019-nCoV transmission through the ocular surface must not be ignored. Lancet 2020; 395: e39. doi:10.1016/s0140-6736(20)30313-5

76. Chen L, Liu M, Zhang Z et al. Ocular manifestations of a hospitalised patient with confirmed 2019 novel coronavirus disease. Br J Ophthalmol 2020; 104: 748-751. doi:10.1136/bjophthalmol-2020-316304

77. Xia J, Tong J, Liu M et al. Evaluation of coronavirus in tears and conjunctival secretions of patients with SARS-CoV-2 infection. J Med Virol 2020; im Druck. doi:10.1002/jmv.25725

78. Wu P, Duan F, Luo C et al. Characteristics of Ocular Findings of Patients With Coronavirus Disease 2019 (COVID-19) in Hubei Province, China. JAMA Ophthalmol 2020; 138: 575-578. doi:10.1001/jamaophthalmol.2020.1291

79. Colavita F, Lapa D, Carletti F et al. SARS-CoV-2 Isolation From Ocular Secretions of a Patient With COVID-19 in Italy With Prolonged Viral RNA Detection. Ann Intern Med 2020; im Druck. doi:10.7326/m20-1176

80. Guo D, Xia J, Shen Y et al. SARS-CoV-2 may be related to conjunctivitis but not necessarily spread through the conjunctiva SARS-CoV-2 and conjunctiva. J Med Virol 2020; 92: im Druck. doi:10.1002/jmv.25856

81. Liu Z, Sun CB. Conjunctiva is not a preferred gateway of entry for SARS-CoV-2 to infect respiratory tract. J Med Virol 2020; 92: im Druck. doi:10.1002/jmv.25859

82. Pan Y, Zhang D, Yang P et al. Viral load of SARS-CoV-2 in clinical samples. Lancet Infect Dis 2020; 20: 411-412. doi:10.1016/s1473-3099(20)30113-4

83. Cheung KS, Hung IF, Chan PP et al. Gastrointestinal Manifestations of SARS-CoV-2 Infection and Virus Load in Fecal Samples from the Hong Kong Cohort and Systematic Review and Meta-analysis. Gastroenterol 2020; 158: im Druck. doi:10.1053/j.gastro.2020.03.065

84. Chan JF, Yip CC, To KK et al. Improved molecular diagnosis of COVID-19 by the novel, highly sensitive and specific COVID-19-RdRp/Hel real-time reverse transcription-polymerase chain reaction assay validated in vitro and with clinical specimens. J Clin Microbiol 2020; 58: e00310-00320. doi:10.1128/jcm.00310-20

85. Pung R, Chiew CJ, Young BE et al. Investigation of three clusters of COVID-19 in Singapore: implications for surveillance and response measures. Lancet 2020; 395: 1039-1046. doi:10.1016/s0140-6736(20)30528-6

86. Colaneri M, Seminari E, Piralla A et al. Lack of SARS-CoV-2 RNA environmental contamination in a tertiary referral hospital for infectious diseases in Northern Italy. J Hosp Infect 2020; im Druck. doi:10.1016/j.jhin.2020.03.018

87. Yung CF, Kam KQ, Wong MSY et al. Environment and Personal Protective Equipment Tests for SARS-CoV-2 in the Isolation Room of an Infant With Infection. Ann Intern Med 2020; im Druck. doi:10.7326/m20-0942

88. Wang H, Mo P, Li G et al. Environmental virus surveillance in the isolation ward of COVID-19. J Hosp Infect 2020; im Druck. doi:10.1016/j.jhin.2020.04.020

89. Hirotsu Y, Maejima M, Nakajima M et al. Environmental cleaning is effective for the eradication of severe acute respiratory syndrome coronavirus 2 (SARS-CoV-2) in contaminated hospital rooms: A patient from the Diamond Princess cruise ship. Infect Control Hosp Epidemiol 2020; im Druck. doi:10.1017/ice.2020.144

90. Chin AWH, Chu JTS, Perera MRA et al. Stability of SARS-CoV-2 in different environmental conditions. Lancet Microbe 2020; 1: E10. doi:https://doi.org/10.1016/S2666-5247(20)30003-3

91. Eccles R. Respiratory mucus and persistence of virus on surfaces. J Hosp Infect 2020; im Druck. doi:10.1016/j.jhin.2020.03.026

92. Shi J, Wen Z, Zhong G et al. Susceptibility of ferrets, cats, dogs, and other domesticated animals to SARS-coronavirus 2. Science 2020; im Druck. doi:10.1126/science.abb7015

93. Ji W, Wang W, Zhao X et al. Cross-species transmission of the newly identified coronavirus 2019-nCoV. J Med Virol 2020; 92: 433-440. doi:10.1002/jmv.25682

94. Al-Tawfiq JA. Asymptomatic coronavirus infection: MERS-CoV and SARS-CoV-2 (COVID-19). Travel Med Infect Dis 2020. im Druck. doi:10.1016/j.tmaid.2020.101608

95. Hu ZB, Ci C. [Screening and management of asymptomatic infection of corona virus disease 2019 (COVID-19)]. Zhonghua yu fang yi xue za zhi [Chinese journal of preventive medicine] 2020; 54: E025. doi:10.3760/cma.j.cn112150-20200229-00220

96. Cai J, Sun W, Huang J et al. Indirect Virus Transmission in Cluster of COVID-19 Cases, Wenzhou, China, 2020. Emerg Infect Dis 2020; 26: 1343-1345. doi:10.3201/eid2606.200412

97. Zhang J, Tian S, Lou J et al. Familial cluster of COVID-19 infection from an asymptomatic. Crit Care 2020; 24: 119. doi:10.1186/s13054-020-2817-7

98. Tong ZD, Tang A, Li KF et al. Potential Presymptomatic Transmission of SARS-CoV-2, Zhejiang Province, China, 2020. Emerg Infect Dis 2020; 26: 1052-1054. doi:10.3201/eid2605.200198

99. Ye F, Xu S, Rong Z et al. Delivery of infection from asymptomatic carriers of COVID-19 in a familial cluster. Int J Infect Dis 2020; 94. doi:10.1016/j.ijid.2020.03.042

100. Li C, Ji F, Wang L et al. Asymptomatic and Human-to-Human Transmission of SARS-CoV-2 in a 2-Family Cluster, Xuzhou, China. Emerg Infect Dis 2020; 26: im Druck. doi:10.3201/eid2607.200718

101. Bai Y, Yao L, Wei T et al. Presumed Asymptomatic Carrier Transmission of COVID-19. JAMA 2020; 323: 1406-1407. doi:10.1001/jama.2020.2565

102. Anonym. [The epidemiological characteristics of an outbreak of 2019 novel coronavirus diseases (COVID-19) in China]. Zhonghua liu xing bing xue za zhi = Zhonghua liuxingbingxue zazhi 2020; 41: 145-151. doi:10.3760/cma.j.issn.0254-6450.2020.02.003

103. Day M. Covid-19: four fifths of cases are asymptomatic, China figures indicate. Br Med J 2020; 369: m1375. doi:10.1136/bmj.m1375

104. Yu X, Yang R. COVID-19 transmission through asymptomatic carriers is a challenge to containment. Influenza Other Respir Viruses 2020; im Druck. doi:10.1111/irv.12743

105. Tian S, Hu N, Lou J et al. Characteristics of COVID-19 infection in Beijing. J Infect 2020; 80: 401-406. doi:10.1016/j.jinf.2020.02.018

106. Anonym. Early Epidemiological and Clinical Characteristics of 28 Cases of Coronavirus Disease in South Korea. Osong Publ Health Res Perspect 2020; 11: 8-14. doi:10.24171/j.phrp.2020.11.1.03

107. Shi H, Han X, Jiang N et al. Radiological findings from 81 patients with COVID-19 pneumonia in Wuhan, China: a descriptive study. Lancet Infect Dis 2020; 20: 425-434. doi:10.1016/s1473-3099(20)30086-4

108. Qiu H, Wu J, Hong L et al. Clinical and epidemiological features of 36 children with coronavirus disease 2019 (COVID-19) in Zhejiang, China: an observational cohort study. Lancet Infect Dis 2020; im Druck. doi:10.1016/s1473-3099(20)30198-5

109. Schwierzeck V, Correa-Martinez CL, Schneider KN et al. SARS-CoV-2 bei Mitarbeitern einer großen Universitätsklinik. Dtsch Arztebl Int 2020; 117: 344-345

110. Kimball A, Hatfield KM, Arons M et al. Asymptomatic and Presymptomatic SARS-CoV-2 Infections in Residents of a Long-Term Care Skilled Nursing Facility - King County, Washington, March 2020. MMWR 2020; 69: 377-381. doi:10.15585/mmwr.mm6913e1

111. Qian G, Yang N, Ma AHY et al. A COVID-19 Transmission within a family cluster by presymptomatic infectors in China. Clin Infect Dis 2020; im Druck. doi:10.1093/cid/ciaa316

112. Bai SL, Wang JY, Zhou YQ et al. [Analysis of the first cluster of cases in a family of novel coronavirus pneumonia in Gansu Province]. Zhonghua yu fang yi xue za zhi [Chinese journal of preventive medicine] 2020; 54: E005. doi:10.3760/cma.j.issn.0253-9624.2020.0005

113. Lu X, Zhang L, Du H et al. SARS-CoV-2 Infection in Children. N Engl J Med 2020; 382: 1663-1665. doi:10.1056/NEJMc2005073

114. Furuya-Kanamori L, Cox M, Milinovich GJ et al. Heterogeneous and Dynamic Prevalence of Asymptomatic Influenza Virus Infections. Emerg Infect Dis 2016; 22: 1052-1056. doi:10.3201/eid2206.151080

115. Hu Z, Song C, Xu C et al. Clinical characteristics of 24 asymptomatic infections with COVID-19 screened among close contacts in Nanjing,

China. Sci China Life Sci 2020; 63: 706-711. doi:10.1007/s11427-020-1661-4

116.   Zhang JF, Yan K, Ye HH et al. SARS-CoV-2 turned positive in a discharged patient with COVID-19 arouses concern regarding the present standard for discharge. Int J Infect Dis 2020; im Druck. doi:10.1016/j.ijid.2020.03.007

117.   Xing Y, Mo P, Xiao Y et al. Post-discharge surveillance and positive virus detection in two medical staff recovered from coronavirus disease 2019 (COVID-19), China, January to February 2020. Euro Surveill 2020; 25: 2000191. doi:10.2807/1560-7917.es.2020.25.10.2000191

118.   Wang Y, Liu Y, Liu L et al. Clinical outcome of 55 asymptomatic cases at the time of hospital admission infected with SARS-Coronavirus-2 in Shenzhen, China. J Infect Dis 2020; 221: 1770-1774. doi:10.1093/infdis/jiaa119

119.   Kam KQ, Yung CF, Cui L et al. A Well Infant with Coronavirus Disease 2019 (COVID-19) with High Viral Load. Clin Infect Dis 2020; im Druck. doi:10.1093/cid/ciaa201

120.   Robert Koch-Institut. COVID-19: Jetzt handeln, vorausschauend planen. Strategie-Ergänzung zu empfohlenen Infektionsschutzmaßnahmen und Zielen (2. Update). Epidemiol Bull 2020: 3-6. doi:10.25646/6731

121.   Jacobs P, Kunst C. Verdopplung, Infektionsraten, Todesfälle: Warum Zahlen gerade so gefragt sind (2. April 2020). Im Internet: https://www.rhein-zeitung.de/deutschland-und-welt_artikel,-verdopplung-infektionsraten-todesfaelle-warum-zahlen-gerade-so-gefragt-sind-_arid,2108963.html; Stand: 23. Mai 2020

122.   Eßer S. Corona-Ansturm bleibt aus. Jetzt werden sogar Krankenschwestern in Kurzarbeit geschickt (8. Mai 2020). Im Internet: https://www.mopo.de/hamburg/corona-ansturm-bleibt-aus-jetzt-werden-sogar-krankenschwestern-in-kurzarbeit-geschickt-36530488; Stand: 23. Mai 2020

123.   Robert Koch-Institut. Wenn die Reproduktionszahl R bereits am 22. März unter 1 lag, warum brauchte man dann noch Kontaktbeschränkungen? (22. April 2020). Im Internet: https://www.rki.de/SharedDocs/FAQ/NCOV2019/gesamt.html; Stand: 23. Mai 2020

124.   Anonym. Verdopplung der Fallzahlen verlangsamen. Erst dann soll es Corona-Lockerungen geben: Das steckt hinter Merkels 10-Tages-Regel (1. April 2020). Im Internet: https://www.focus.de/gesundheit/news/verdopplung-der-fallzahlen-verlangsamen-erst-dann-soll-es-corona-lockerungen-geben-das-

steckt-hinter-merkels-10-tages-regel_id_11830886.html; Stand: 23. Mai 2020

125. Anonym. Coronavirus-Ausbreitung: So schnell verdoppeln sich die Fallzahlen (20. Mai 2020). Im Internet: https://www.tagesschau.de/ausland/coronavirus-karte-verdopplungszeit-101.html; Stand: 23. Mai 2020

126. Anonym. Angela Merkel gibt Lockerungen bekannt (30. April 2020). Im Internet: https://www.zeit.de/politik/deutschland/2020-04/corona-massnahmen-angela-merkel-lockerungen; Stand: 8. Mai 2020

127. Braunbach L. Merkel: „Das Virus ist da, das müssen wir verstehen." (11. März 2020). Im Internet: https://www.wochenblatt-reporter.de/ludwigshafen/c-lokales/merkel-das-virus-ist-da-das-muessen-wir-verstehen_a179191; Stand: 23. Mai 2020

128. KRINKO am Robert Koch Institut. Händehygiene in Einrichtungen des Gesundheitswesens. Bundesgesundheitsbl 2016; 59: 1189-1220

129. Robert Koch-Institut. Neuartiges Coronavirus. Hygienemaßnahmen für nicht-medizinische Einsatzkräfte. Im Internet: https://www.rki.de/DE/Content/InfAZ/N/Neuartiges_Coronavirus/Hygienemassnahmen_Einsatzkraefte.pdf?__blob=publicationFile; Stand: 10. Mai 2020

130. WHO. WHO guidelines on hand hygiene in health care. First Global Patient Safety Challenge Clean Care is Safer Care. Geneva: WHO; 2009

131. WHO. Advice on the use of masks in the context of COVID-19. Interim guidance. 6 April 2020. Im Internet: https://www.who.int/publications-detail/infection-prevention-and-control-during-health-care-when-novel-coronavirus-(ncov)-infection-is-suspected-20200125; Stand: 6. Mai 2020. doi:https://apps.who.int/iris/bitstream/handle/10665/331693/WHO-2019-nCov-IPC_Masks-2020.3-eng.pdf?sequence=1&isAllowed=y

132. Kampf G. Die einfache Händewaschung. In: Kampf G, Hrsg. Kompendium Händehygiene. Wiesbaden: mhp-Verlag; 2017: 100-113

133. Lau JT, Tsui H, Lau M et al. SARS transmission, risk factors, and prevention in Hong Kong. Emerg Infect Dis 2004; 10: 587-592. doi:10.3201/eid1004.030628

134. Wu J, Xu F, Zhou W et al. Risk factors for SARS among persons without known contact with SARS patients, Beijing, China. Emerg Infect Dis 2004; 10: 210-216. doi:10.3201/eid1002.030730

135. Gebel J, Ilschner C. Hygiene-Tipps für Kids. Im Internet: https://hygiene-tipps-fuer-kids.de/; Stand: 10. Mai 2020

136. Kampf G, Löffler H. Hautgesundheit der Mitarbeiter. In: Kampf G, Hrsg. Kompendium Händehygiene. Wiesbaden: mhp-Verlag; 2017: 163-196

137. Kampf G. Biozidprodukte und ihre Wirkstoffe. In Hygiene-Reiniger im Haushalt: Sinnvoll oder schädlich? Der richtige Umgang und Einsatz. Berlin, Heidelberg: Springer Berlin Heidelberg; 2020: 15-31. doi:10.1007/978-3-662-59726-2_3

138. Löffler H, Kampf G, Schmermund D et al. How irritant is alcohol? The Br J Dermatol 2007; 157: 74-81

139. Kampf G, Wigger-Alberti W, Schoder V et al. Emollients in a propanol-based hand rub can significantly decrease irritant contact dermatitis. Contact Dermatitis 2005; 53: 344-349

140. Kampf G. Antiseptic Stewardship for Alcohol-Based Hand Rubs. In: Kampf G, Hrsg. Antiseptic Stewardship: Biocide Resistance and Clinical Implications. Cham: Springer International Publishing; 2018: 643-650. doi:10.1007/978-3-319-98785-9_17

141. Ory J, Zingg W, de Kraker MEA et al. Wiping Is Inferior to Rubbing: A Note of Caution for Hand Hygiene With Alcohol-Based Solutions. Infect Control Hosp Epidemiol 2018; 39: 332-335. doi:10.1017/ice.2017.307

142. Bundesanstalt für Arbeitsschutz und Arbeitsmedizin. Allgemeinverfügung zur Zulassung 2-Propanol-haltiger und Ethanol-haltiger Biozidprodukte zur hygienischen Händedesinfektion zur Abgabe an und Verwendung durch berufsmäßige Verwender und Verbraucher sowie zur Zulassung 1-Propanol-haltiger Biozidprodukte zur hygienischen Händedesinfektion zur Abgabe an und Verwendung durch berufsmäßige Verwender aufgrund einer Gefahr für die öffentliche Gesundheit und zur Aufhebung der Allgemeinverfügungen vom 4. und vom 20. März 2020 (Aktenzeichen 710 30/01.00001 und 710 30/01.00002) (9. April 2020). Im Internet: https://www.baua.de/DE/Angebote/Aktuelles/Meldungen/2020/pdf/Allgemeinverfuegung-Haendedesinfektion.pdf?__blob=publicationFile&v=6; Stand: 23. Mai 2020

143. Siddharta A, Pfaender S, Vielle NJ et al. Virucidal Activity of World Health Organization-Recommended Formulations Against Enveloped Viruses, Including Zika, Ebola, and Emerging Coronaviruses. J Infect Dis 2017; 215: 902-906. doi:10.1093/infdis/jix046

144. Kratzel A, Todt D, V'Kovski P et al. Inactivation of Severe Acute Respiratory Syndrome Coronavirus 2 by WHO-Recommended Hand Rub Formulations and Alcohols. Emerg Infect Dis 2020; 26: im Druck. doi:10.3201/eid2607.200915

145. Rotter M, Skopec M. Entwicklung der Händehygiene und die Bedeutung der Erkenntnisse von Ignaz Ph. Semmelweis. In: Kampf G, Hrsg. Hände-Hygiene im Gesundheitswesen. Berlin: Springer; 2003: 1-27

146. Robert Koch-Institut. Antworten auf häufig gestellte Fragen zum Coronavirus SARS-CoV-2. Wie kann man sich bzw. seine Mitmenschen vor einer Ansteckung schützen? In; 2020: https://www.rki.de/SharedDocs/FAQ/NCOV2019/gesamt.html

147. Bundeszentrale für gesundheitliche Aufklärung. Virusinfektionen – Hygiene schützt!. Im Internet: https://www.infektionsschutz.de/fileadmin/infektionsschutz.de/Downloads/200326_BZgA_Atemwegsinfektion-Hygiene_schuetzt_A4_DE_RZ_L_Ansicht.pdf; Stand: 6. Mai 2020

148. WHO. Infection prevention and control during health care when novel coronavirus (nCoV) infection is suspected. Interim guidance. 19 March 2020. Im Internet: https://www.who.int/publications-detail/infection-prevention-and-control-during-health-care-when-novel-coronavirus-(ncov)-infection-is-suspected-20200125; Stand: 16. April 2020

149. Kampf G. Die hygienische Händedesinfektion. In: Kampf G, Hrsg. Kompendium Händehygiene. Wiesbaden: mhp-Verlag; 2017: 56-81

150. Pittet D, Hugonnet S, Harbarth S et al. Effectiveness of a hospital-wide programme to improve compliance with hand hygiene. Lancet 2000; 356: 1307-1312

151. Sax H, Allegranzi B, Uçkay I et al. 'My five moments for hand hygiene': a user-centred design approach to understand, train, monitor and report hand hygiene. J Hosp Infect 2007; 67: 9-21

152. Kramer A, Kampf G. Hand rub-associated fire incidents during 25,038 hospital years in Germany. Infect Control Hosp Epidemiol 2007; 28: 745-746

153. Kampf G, Scheithauer S, Lemmen S et al. COVID-19-associated shortage of alcohol-based hand rubs, face masks, medical gloves and gowns - proposal for a risk-adapted approach to ensure patient and healthcare worker safety. J Hosp Infect 2020; im Druck. doi:10.1016/j.jhin.2020.04.041

154. Bundesanstalt für Arbeitsschutz und Arbeitsmedizin. Allgemeinverfügung zur Zulassung 2-Propanol-haltiger Biozidprodukte zur hygienischen Händedesinfektion aufgrund einer Gefahr für die öffentliche Gesundheit. Im Internet: https://www.baua.de/DE/Angebote/Aktuelles/Meldungen/2020/pdf/Allgemeinverfuegung-2-Propanol.pdf?__blob=publicationFile&v=1; Stand: 30. März 2020

155. Sharma M, Joshi R, Shah H et al. A step-wise approach towards introduction of an alcohol based hand rub, and implementation of front line ownership- using a, rural, tertiary care hospital in central India as a model. BMC Health Serv Res 2015; 15: 182. doi:10.1186/s12913-015-0840-1

156. Jacquerioz Bausch FA, Heller O, Bengaly L et al. Building Local Capacity in Hand-Rub Solution Production during the 2014-2016 Ebola Outbreak Disaster: The Case of Liberia and Guinea. Prehosp Disaster Med 2018; 33: 660-667. doi:10.1017/s1049023x18000985

157. Cassini A, Hogberg LD, Plachouras D et al. Attributable deaths and disability-adjusted life-years caused by infections with antibiotic-resistant bacteria in the EU and the European Economic Area in 2015: a population-level modelling analysis. Lancet Infect Dis 2018; 19: 56-66. doi:10.1016/s1473-3099(18)30605-4

158. Kampf G. Adaptive microbial response to low level benzalkonium chloride exposure. J Hosp Infect 2018; 100: e1-e22. doi:10.1016/j.jhin.2018.05.019

159. Kampf G, Dettenkofer M. Desinfektionsmaßnahmen im häuslichen Umfeld – was macht wirklich Sinn? Hyg Med 2011; 36: 8-11

160. Kampf G, Simon A. Händehygiene bei immunsupprimierten Patienten. In: Kampf G, Hrsg. Kompendium Händehygiene. Wiesbaden: mhp-Verlag; 2017: 266-271

161. Kampf G, Assadian O, Kramer A. Untersuchungshandschuhe. In: Kampf G, Hrsg. Kompendium Händehygiene. Wiesbaden: mhp-Verlag; 2017: 126-145

162. WHO. Rational use of personal protective equipment (PPE) for coronavirus disease (COVID-19) (19. März 2020). Im Internet: https://apps.who.int/iris/bitstream/handle/10665/331498/WHO-2019-nCoV-IPCPPE_use-2020.2-eng.pdf; Stand: 23. Mai 2020

163. Robert Koch-Institut. Empfehlungen des RKI zu Hygienemaßnahmen im Rahmen der Behandlung und Pflege von Patienten mit einer Infektion durch SARS-CoV-2 (24. April 2020). Im Internet: https://www.rki.de/DE/Content/InfAZ/N/Neuartiges_Coronavirus/Hygiene.html; Stand: 23. Mai 2020

164. Anonym. Robert-Koch-Institut empfiehlt Mund-Nasen-Bedeckung im öffentlichen Raum (16. April 2020). Im Internet: https://www.aerzteblatt.de/treffer?mode=s&wo=17&typ=1&nid=112011&s=maske&s=rki; Stand: 6. Mai 2020

165. Robert Koch-Institut. Mund-Nasen-Bedeckung im öffentlichen Raum als weitere Komponente zur Reduktion der Übertragungen von COVID-19. Strategie-Ergänzung zu empfohlenen

Infektionsschutzmaßnahmen und Zielen (3. Update). Epidemiol Bull 2020. doi:10.25646/6731: 3-5. doi:10.25646/6731

166. WHO. Rational use of personal protective equipment for coronavirus disease (COVID-19) and considerations during severe shortages. Interim guidance. 6 April 2020 (6. April 2020). Im Internet: https://apps.who.int/iris/bitstream/handle/10665/331695/WHO-2019-nCov-IPC_PPE_use-2020.3-eng.pdf; Stand: 23. Mai 2020

167. WHO. Q&A on infection prevention and control for health care workers caring for patients with suspected or confirmed 2019-nCoV (31. März 2020). Im Internet: https://www.who.int/publications-detail/infection-prevention-and-control-during-health-care-when-novel-coronavirus-(ncov)-infection-is-suspected-20200125; Stand: 6. Mai 2020

168. ECDC. Using face masks in the community. Reducing COVID-19 transmission from potentially asymptomatic or pre-symptomatic people through the use of face masks. 8 April 2020 (8. April 2020). Im Internet: https://www.ecdc.europa.eu/sites/default/files/documents/COVID-19-use-face-masks-community.pdf; Stand: 6. Mai 2020

169. WDR. Coronavirus: Was ein Mundschutz bringt (28. Januar 2020). Im Internet: https://www1.wdr.de/nachrichten/coronavirus-atemschutzmasken-tipps-100.html; Stand: 6. Mai 2020

170. Anonym. Nun offiziell: Masken-Pflicht in Jena (31. März 2020). Im Internet: https://www.jenaer-nachrichten.de/stadtleben/13082-nun-offiziell-masken-pflicht-in-jena; Stand: 6. Mai 2020

171. Anonym. Telefonschaltkonferenz der Bundeskanzlerin mit den Regierungschefinnen und Regierungschefs der Länder am 15. April 2020. Beschluss TOP 2: Beschränkungen des öffentlichen Lebens zur Eindämmung der COVID19-Epidemie (15. April 2020). Im Internet: https://www.bundesregierung.de/resource/blob/975226/1744226/bcf47533c99dc84216eded8772e803d4/2020-04-15-beschluss-bund-laender-data.pdf?download=1; Stand: 23. Mai 2020

172. Anonym. Alle Bundesländer führen Maskenpflicht ein - ab wann sie wo gilt (28. April 2020). Im Internet: https://www.focus.de/finanzen/recht/maskenpflicht-in-deutschland-ab-wann-sie-wo-gilt-bundeslaender-im-ueberblick_id_11906207.html; Stand: 23. Mai 2020

173. Anonym. Masken: „Geringer Mehrwert" laut RKI nur bei richtigem Umgang (28. April 2020). Im Internet: https://www.aerzteblatt.de/nachrichten/112349/Masken-Geringer-Mehrwert-laut-RKI-nur-bei-richtigem-Umgang; Stand: 6. Mai 2020

174. Anonym. Bundesweit erster Fall von 2019-nCoV bestätigt (28. Januar 2020). Im Internet: https://www.aerzteblatt.de/nachrichten/108953/Bundesweit-erster-Fall-von-2019-nCoV-bestaetigt; Stand: 6. Mai 2020

175. Ganyani T, Kremer C, Chen D et al. Estimating the generation interval for coronavirus disease (COVID-19) based on symptom onset data, March 2020. Euro Surveill 2020; 25: 2000257. doi:10.2807/1560-7917.es.2020.25.17.2000257

176. Li R, Pei S, Chen B et al. Substantial undocumented infection facilitates the rapid dissemination of novel coronavirus (SARS-CoV-2). Science 2020; 368: 489-493. doi:10.1126/science.abb3221

177. Jefferson T, Jones M, Al Ansari LA et al. Physical interventions to interrupt or reduce the spread of respiratory viruses. Part 1 - Face masks, eye protection and person distancing: systematic review and meta-analysis. medRxiv 2020. doi:10.1101/2020.03.30.20047217

178. Anonym. Ministerium und Verbände für Maskenpflicht in allen Verkehrsmitteln (5. Mai 2020). Im Internet: https://www.aerzteblatt.de/nachrichten/112591/Ministerium-und-Verbaende-fuer-Maskenpflicht-in-allen-Verkehrsmitteln; Stand: 6. Mai 2020

179. Gaugele J. Altmeier bringt Ausweitung des Maskenpflicht ins Gespräch (11. Mai 2020). Im Internet: https://www.waz.de/politik/altmaier-bringt-ausweitung-der-maskenpflicht-ins-gespraech-id229078989.html;

180. Wang J, Zhou M, Liu F. Reasons for healthcare workers becoming infected with novel coronavirus disease 2019 (COVID-19) in China. J Hosp Infect 2020; 105: 100-101. doi:10.1016/j.jhin.2020.03.002

181. Zhan M, Qin Y, Xue X et al. Death from Covid-19 of 23 Health Care Workers in China. N Engl J Med 2020; im Druck. doi:10.1056/NEJMc2005696

182. MacIntyre CR, Zhang Y, Chughtai AA et al. Cluster randomised controlled trial to examine medical mask use as source control for people with respiratory illness. BMJ Open 2016; 6: e012330. doi:10.1136/bmjopen-2016-012330

183. Canini L, Andreoletti L, Ferrari P et al. Surgical mask to prevent influenza transmission in households: a cluster randomized trial. PLoS One 2010; 5: e13998. doi:10.1371/journal.pone.0013998

184. Bae S, Kim MC, Kim JY et al. Effectiveness of Surgical and Cotton Masks in Blocking SARS-CoV-2: A Controlled Comparison in 4 Patients. Ann Intern Med 2020; im Druck. doi:10.7326/m20-1342

185. Ng K, Poon BH, Kiat Puar TH et al. COVID-19 and the Risk to Health Care Workers: A Case Report. Ann Intern Med 2020; im Druck. doi:10.7326/l20-0175

186. Aiello AE, Perez V, Coulborn RM et al. Facemasks, hand hygiene, and influenza among young adults: a randomized intervention trial. PLoS One 2012; 7: e29744. doi:10.1371/journal.pone.0029744

187. Suess T, Remschmidt C, Schink SB et al. The role of facemasks and hand hygiene in the prevention of influenza transmission in households: results from a cluster randomised trial; Berlin, Germany, 2009-2011. BMC Infect Dis 2012; 12: 26. doi:10.1186/1471-2334-12-26

188. Cowling BJ, Fung RO, Cheng CK et al. Preliminary findings of a randomized trial of non-pharmaceutical interventions to prevent influenza transmission in households. PLoS One 2008; 3: e2101. doi:10.1371/journal.pone.0002101

189. Barasheed O, Alfelali M, Mushta S et al. Uptake and effectiveness of facemask against respiratory infections at mass gatherings: a systematic review. Int J Infect Dis 2016; 47: 105-111. doi:10.1016/j.ijid.2016.03.023

190. Bundesinstitut für Arzneimittel und Medizinprodukte. Hinweise des BfArM zur Verwendung von selbst hergestellten Masken (sog. „Community-Masken"), medizinischem Mund-Nasen-Schutz (MNS) sowie filtrierenden Halbmasken (FFP2 und FFP3) im Zusammenhang mit dem Coronavirus (SARS-CoV-2 / Covid-19) (31. März 2020). Im Internet: https://www.bfarm.de/SharedDocs/Risikoinformationen/Medizinprod ukte/DE/schutzmasken.html; Stand: 6. Mai 2020

191. Anonym. „Nicht für jeden ist das Tragen einer Maske unbedenklich" (27. April 2020). Im Internet: https://www.aerzteblatt.de/nachrichten/112344/Nicht-fuer-jeden-ist-das-Tragen-einer-Maske-unbedenklich; Stand: 6. Mai 2020

192. Bundeszentrale für gesundheitliche Aufklärung. Wissenswertes und Hinweise zum Tragen von Mund-Nasen-Bedeckungen (4. Mai 2020). Im Internet: https://www.infektionsschutz.de/fileadmin/infektionsschutz.de/Downl oads/Merkblatt-Mund-Nasen-Bedeckung.pdf; Stand: 7. Mai 2020

193. Kampf G. Benzalkonium Chloride. In: Kampf G, Hrsg. Antiseptic Stewardship: Biocide Resistance and Clinical Implications. Cham: Springer International Publishing; 2018: 259-370. doi:10.1007/978-3-319-98785-9_10

194.   Anonym. Benzalkoniumchlorid. In: Deutsche
       Forschungsgemeinschaft, Hrsg. MAK- und BAT-Werte-Liste.
       Weinheim: VCH Verlagsgemeinschaft; 2009: 37
195.   Anonym. Weltärztepräsident Montgomery: "Eine Pflicht für Schals
       oder Tücher ist lächerlich" (23. April 2020). Im Internet:
       https://www.presseportal.de/pm/30621/4578176; Stand: 7. Mai
       2020
196.   Ärztekammer Hamburg. Presse-Information: Emami zur
       Maskenpflicht ab Montag: nicht in falscher Sicherheit wiegen! (23.
       April 2020). Im Internet: https://www.aerztekammer-
       hamburg.org/files/aerztekammer_hamburg/ueber_uns/presse/presse
       meldungen/2020/pm_Maskenpflicht_23042020.pdf; Stand: 11. Mai
       2020
197.   Dammers T, Galle S. Niemand hat die Absicht, eine Maske zu
       errichten - Blick auf die Kehrtwende (26. April 2020). Im Internet:
       https://www1.wdr.de/nachrichten/landespolitik/maskenpflicht-
       mundschutz-ab-montag-in-nrw-100.html; Stand: 7. Mai 2020
198.   Fritsch A. Corona: Was Masken mit uns machen (26. April 2020). Im
       Internet: https://www.tichyseinblick.de/meinungen/corona-was-
       masken-mit-uns-machen/; Stand: 26. April 2020
199.   CDC. Social Distancing (6. Mai 2020). Im Internet:
       https://www.cdc.gov/coronavirus/2019-ncov/prevent-getting-
       sick/social-distancing.html; Stand: 10. Mai 2020
200.   Robert Koch-Institut. Wie kann man sich bzw. seine Mitmenschen
       vor einer Ansteckung schützen? Im Internet:
       https://www.rki.de/SharedDocs/FAQ/NCOV2019/FAQ_Ansteckung.ht
       ml; Stand: 10. Mai 2020
201.   Anonym. Vereinbarung zwischen der Bundesregierung und den
       Regierungschefinnen und Regierungschefs der Bundesländer
       angesichts der Corona-Epidemie in Deutschland (16. März 2020). Im
       Internet: https://www.bundesregierung.de/breg-
       de/aktuelles/vereinbarung-zwischen-der-bundesregierung-und-den-
       regierungschefinnen-und-regierungschefs-der-bundeslaender-
       angesichts-der-corona-epidemie-in-deutschland-1730934; Stand: 16.
       März 2020
202.   Anonym. Besprechung der Bundeskanzlerin mit den
       Regierungschefinnen und Regierungschefs der Länder am 22. März
       2020 (22. März 2020). Im Internet:
       https://www.bundesregierung.de/resource/blob/975226/1733246/e6
       d6ae0e89a7ffea1ebf6f32cf472736/2020-03-22-mpk-
       data.pdf?download=1; Stand: 22. März 2020

203. Robert Koch-Institut. COVID-19: Kriterien zur Entlassung aus dem Krankenhaus bzw. aus der häuslichen Isolierung. Im Internet: https://www.rki.de/DE/Content/InfAZ/N/Neuartiges_Coronavirus/Entlassmanagement.html#doc13671260bodyText2; Stand: 17. April 2020

204. Bischoff WE, Swett K, Leng I et al. Exposure to influenza virus aerosols during routine patient care. J Infect Dis 2013; 207: 1037-1046. doi:10.1093/infdis/jis773

205. Lewnard JA, Lo NC. Scientific and ethical basis for social-distancing interventions against COVID-19. Lancet Infect Dis 2020. im Druck. doi:10.1016/s1473-3099(20)30190-0

206. Sen-Crowe B, McKenney M, Elkbuli A. Social distancing during the COVID-19 pandemic: Staying home save lives. Am J Emerg Med 2020. im Druck. doi:10.1016/j.ajem.2020.03.063

207. Rainwater-Lovett K, Chun K, Lessler J. Influenza outbreak control practices and the effectiveness of interventions in long-term care facilities: a systematic review. Influenza Other Respir Viruses 2014; 8: 74-82. doi:10.1111/irv.12203

208. Venkatesh A, Edirappuli S. Social distancing in covid-19: what are the mental health implications? Br Med J 2020; 369: m1379. doi:10.1136/bmj.m1379

209. KRINKO am Robert Koch Institut. Anforderungen an die Hygiene bei der Reinigung und Desinfektion von Flächen. Bundesgesundheitsblatt 2004; 47: 51-61

210. Robert Koch-Institut. Hinweise zu Reinigung und Desinfektion von Oberflächen außerhalb von Gesundheitseinrichtungen im Zusammenhang mit der COVID-19-Pandemie. Im Internet: https://www.rki.de/DE/Content/InfAZ/N/Neuartiges_Coronavirus/Reinigung_Desinfektion.html; Stand: 4. April 2020

211. Kampf G. Flächendesinfektion. Krankenhaushygiene Up2date 2013; 8: 273-288

212. Ansari SA, Springthorpe VS, Sattar SA et al. Potential role of hands in the spread of respiratory viral infections: studies with human parainfluenza virus 3 and rhinovirus 14. J Clin Microbiol 1991; 29: 2115-2119

213. Bean B, Moore BM, Sterner B et al. Survival of influenza viruses an environmental surfaces. J Infect Dis 1982; 146: 47-51

214. Chmielarczyk A, Higgins PG, Wojkowska-Mach J et al. Control of an outbreak of Acinetobacter baumannii infections using vaporized hydrogen peroxide. J Hosp Infect 2012; 81: 239-245. doi:10.1016/j.jhin.2012.05.010

215. Apisarnthanarak A, Zack JE, Mayfield JL et al. Effectiveness of environmental and infection control programs to reduce transmission of *Clostridium difficile*. Clin Infect Dis 2004; 39: 601-602

216. Mayfield JM, Leet T, Miller J et al. Environmental control to reduce transmission of *Clostridium difficile*. Clin Infect Dis 2000; 31: 995-1000

217. Tun MH, Tun HM, Mahoney JJ et al. Postnatal exposure to household disinfectants, infant gut microbiota and subsequent risk of overweight in children. Can Med Assoc J 2018; 190: E1097-e1107. doi:10.1503/cmaj.170809

218. Mahnert A, Moissl-Eichinger C, Zojer M et al. Man-made microbial resistances in built environments. Nat Commun 2019; 10: 968. doi:10.1038/s41467-019-08864-0

219. Braoudaki M, Hilton AC. Adaptive resistance to biocides in Salmonella enterica and Escherichia coli O157 and cross-resistance to antimicrobial agents. J Clin Microbiol 2004; 42: 73-78

220. Anonym. SARS-CoV-2-Arbeitsschutzstandard für das Friseurhandwerk (22. April 2020). Im Internet: https://www.bgw-online.de/SharedDocs/Downloads/DE/Branchenartikel/SARS-CoV-2-Arbeitsschutzstandard-Friseurhandwerk_Download.pdf?__blob=publicationFile; Stand: 29. April 2020

221. Cheng HY, Jian SW, Liu DP et al. Contact Tracing Assessment of COVID-19 Transmission Dynamics in Taiwan and Risk at Different Exposure Periods Before and After Symptom Onset. JAMA Intern Med 2020. im Druck. doi:10.1001/jamainternmed.2020.2020

222. Burke RM, Midgley CM, Dratch A et al. Active Monitoring of Persons Exposed to Patients with Confirmed COVID-19 - United States, January-February 2020. MMWR 2020; 69: 245-246. doi:10.15585/mmwr.mm6909e1

223. Asadi S, Bouvier N, Wexler AS et al. The coronavirus pandemic and aerosols: Does COVID-19 transmit via expiratory particles? Aerosol Sci Technol 2020. im Druck. doi:10.1080/02786826.2020.1749229

224. DEHOGA. Wiedereintritt unter den Bedingungen der Corona-Krise. Gastronomie (8. Mai 2020). Im Internet: https://www.dehoga-mv.de/aktuelles/coronavirus/oeffnung-des-gastronomie-ab-09-05-2020.html; Stand: 14. Mai 2020

225. Grimm I. "Corona ist mir egal": Warum Helga Witt-Kronshage (86) lieber sterben will, als eingesperrt zu sein (23. April 2020). Im Internet: https://www.rnd.de/gesundheit/corona-ist-mir-egal-warum-helga-witt-kronshage-86-lieber-sterben-will-als-eingesperrt-zu-sein-

3MEBDIOBEFA6BDULC4N5WGZJG4.html?utm_source=pocket-newtab; Stand: 23. Mai 2020

226. Bundesverfassungsgericht. Zum Urteil des Zweiten Senats vom 26. Februar 2020 - 2 BvR 2347/15 -, Rn. (1-343). Im Internet: https://www.bundesverfassungsgericht.de/SharedDocs/Entscheidung en/DE/2020/02/rs20200226_2bvr234715.html; Stand: 11. Mai 2020

227. Anonym. Mehr Respekt vor Selbstverantwortung Älterer (11. Mai 2020). Im Internet: https://www.aerzteblatt.de/nachrichten/112714/Mehr-Respekt-vor-Selbstverantwortung-Aelterer; Stand: 12. Mai 2020

228. Sawicki P. Palliativmediziner zu COVID-19-Behandlungen„Sehr falsche Prioritäten gesetzt und alle ethischen Prinzipien verletzt" (6. Mai 2020). Im Internet: https://www.deutschlandfunk.de/palliativmediziner-zu-covid-19-behandlungen-sehr-falsche.694.de.html?dram:article_id=474488; Stand: 23. Mai 2020

229. Anonym. Coronapandemie verzögert Diagnose von Krebserkrankungen (13. Mai 2020). Im Internet: https://www.aerzteblatt.de/nachrichten/112835/Coronapandemie-verzoegert-Diagnose-von-Krebserkrankungen; Stand: 14. Mai 2020

230. Solomon MD, McNulty EJ, Rana JS et al. The Covid-19 Pandemic and the Incidence of Acute Myocardial Infarction. N Engl J Med 2020. im Druck. doi:10.1056/NEJMc2015630

231. Bramer CA, Kimmins LM, Swanson R et al. Decline in Child Vaccination Coverage During the COVID-19 Pandemic - Michigan Care Improvement Registry, May 2016 May 2020. MMWR 2020; 69: 630-631. doi:10.15585/mmwr.mm6920e1

232. Jakobi L. Sars-CoV-2. Wie sich das Coronavirus auf unsere Grundrechte auswirkt (3. April 2020). Im Internet: https://www.mdr.de/nachrichten/politik/inland/corona-virus-auswirkungen-grundrechte-100.html; Stand: 23. Mai 2020

233. Anonym. „Selbst wenn es keine Fälle mehr gibt, müssen wir uns an Abstandsregeln halten" (22. Mai 2020). Im Internet: https://www.welt.de/politik/deutschland/article207394539/RKI-zu-Corona-Ohne-Impfstoff-keine-Rueckkehr-zur-Normalitaet.html; Stand: 22. Mai 2020

234. Ärztekammer Hamburg. Presse-Information: Emami und Wulff mahnen: Solidarität bewahren! (5. Mai 2020). Im Internet: https://www.aerztekammer-hamburg.org/files/aerztekammer_hamburg/ueber_uns/presse/presse meldungen/2020/pm_Solidaritaet_05052020.pdf; Stand: 11. Mai 2020